LES ALIMENTS DE LA MER

SE SOIGNER - RAJEUNIR - MIEUX VIVRE

44, rue du Cherche Midi – 75006 Paris
Tél. 01 42 22 72 90 – Fax : 01 42 22 65 62

Imprimé en France

I.S.B.N. 2-85922-178-6

Jean-Claude SECONDÉ

LES ALIMENTS DE LA MER

SE SOIGNER - RAJEUNIR - MIEUX VIVRE

Préface du Professeur Maurice CLOAREC

DELVILLE
santé

PRÉFACE

La mer réserve énergétique et pharmacologique

Lorsqu'on a évolué toute son enfance dans un milieu maritime, on a une conception de la mer qui n'a d'égale que l'amour des terriens pour leur sol et ses productions.

C'est le problème de notre hexagone, une moitié orientée vers les aventures maritimes dans quatre mers différentes, l'autre moitié gardant et défendant nos limites territoriales contre l'Europe.

Nation agricole ? Nation de marins ?

Les peuples de la mer ont longtemps vécu en autarcie avec leurs traditions, leurs vêtements, leurs ressources alimentaires.

Mais le centralisme a tout envahi et même les Vikings d'importation sont devenus éleveurs !

Il faut redécouvrir toutes les ressources de nos côtes, de nos mers, et utiliser les propriétés de nombreux produits que nous allons déguster parfois au Japon, en Corée, dans les sites touristiques du Pacifique, en oubliant nos algues, nos plantes maritimes, tous nos fruits de mer.

Lorsqu'on a évolué comme moi dans la baie du Mont Saint-Michel, toute sa vie est pénétrée par un désir de sauvegarder, certes, tous ces trésors, mais de faire profiter les terriens de notre expérience.

C'est avec plaisir que j'ai lu l'œuvre de notre ami Jean-Claude Secondé car j'ai bénéficié de beaucoup des éléments qu'il nous recommande. L'empirisme, la tradition ont rejoint la science.

La thalassothérapie s'exerce dans de nombreuses stations, et l'émission de télévision Thalassa triomphe toujours à l'audimat.

Le poisson est recommandé ! Mais lequel, quelle préparation ?

À quel prix ?

Les oméga 3 marins tiennent la vedette !

En fait, le paradoxe français est peut-être lié à cette dualité entre une terre riche et un environnement maritime exceptionnel.

Merci à Jean-Claude Secondé de nous guider.

Professeur Maurice Cloarec

Université Paris VI

Président de l'Association Nationale
de Prévention médicale

DÉDICACE

Ce livre est le motif qui explique à ma famille, mes amis, et tous ceux qui me sont chers au cœur, pourquoi depuis deux ans je ne leur accorde que peu de disponibilité.

Que mes patients, et mes élèves trouvent dans ce livre de quoi entretenir leur santé ainsi qu'une source enrichissante de nos conversations.

C'est en partageant de nombreux repas avec Jacques, Philippe, Peter, Stéphane, Bernard et autres épicuriens, que certains sujets traités dans les pages suivantes ont vu le jour.

Chacun individuellement m'a donné du courage pour continuer d'écrire entre mes consultations, les cours, les conférences, et la promotion de mon précédent livre *"Rajeunir jusqu'à 100 ans"*.

Hélène, Christelle, Dimitri, Michel, François et ma mère m'ont supporté chacun à leur manière dans cette période où mes pensées étaient plus près de la pharmacie de la mer qu'auprès d'eux.

Mais avant tout, je dédie ce livre aux Sauveteurs en Mer* dont je suis solidaire, à toute la corporation des marins, vivants ou disparus, célèbres ou inconnus, civils ou militaires.

À tous les amoureux de la "plonge", explorateurs du fond des mers.

Les marins rencontrés au cours de ma vie m'ont appris le sens de l'honneur, des valeurs, et de la discipline que j'essaie chaque jour de transmettre.

Une pensée particulière pour Bernard Moitessier à qui je dois, adolescent, d'avoir d'abord bourlingué dans ma tête avant de mettre les pieds sur un bateau.

Si vous passez par Bono, petit village du Morbihan, allez donc saluer le marin décédé le 16 juin 1994, et faites votre devise des deux mots gravés sur l'ardoise de sa sépulture :

"Salut et Fraternité"

Jean-Claude Secondé

---

* SNSM, 31 cité d'Antin, 75009 Paris. Tél : 01 56 02 64 64.

PRÉSENTATION

Dans mes précédents ouvrages, j'ai souhaité faire partager au lecteur mon expériencc de thérapeute et utilisateur des médecines douces issues de la nature.

Mon dernier livre, *"Rajeunir jusqu'à 100 ans"* (Éditions Delville) résumait un travail d'investigations scientifiques dans le domaine de la santé en général et de la prolongation d'une vie confortable.

C'est en cherchant une thérapie d'avenir, à la fois efficace, non dangereuse, ayant fait ses preuves que j'ai pensé à la merveilleuse pharmacie contenue dans la mer.

J'ai rencontré des chercheurs-trouveurs qui extraient de la mer des substances d'une prodigieuse efficacité pour la santé, l'agriculture, la beauté, la forme, et l'élevage.

J'ai questionné, enquêté et expérimenté sur moi-même et mon entourage, les crèmes, baumes, emplâtres, sels, mais aussi les gélules et comprimés. J'ai saupoudré mes plats de toutes les variétés d'algues pour goûter et apprécier une nouvelle forme de cuisine et d'alimentation.

J'ai cherché et trouvé des producteurs, fabricants, distributeurs, de préférence en France, afin d'en apprécier la qualité et la sécurité sanitaire.

Les inspecteurs de l'AFSSA (Agence Française de Sécurité Sanitaire des Aliments) contrôlent régulièrement tous ces produits et garantissent ainsi aux utilisateurs que nous sommes la qualité sanitaire dans toute la chaîne de production : de la récolte à la mise en vente au détail.

Vous trouverez dans ce livre des conseils, des noms, des adresses, et des sites Internet pour vous documenter ou vous approvisionner. Ce travail d'investigation, je l'offre au lecteur, en lui recommandant de toujours prévenir son médecin de ses initiatives alimentaires. Les diététiciennes, nutritionnistes, et naturopathes sont également à même de le conseiller quant à la consommation d'aliments issus de la puissante pharmacie de la mer.

Je souhaite sincèrement que ce livre rende service au plus grand nombre possible de lecteurs et de consommateurs attentifs au traitement préventif de la santé.

J'espère avoir valorisé le travail des marins, goémoniers, et autres travailleurs-fermiers de la mer à qui je dédie ce live.

Je salue l'initiative des laboratoires cités, ainsi que tous les autres dont je n'ai pas eu connaissance durant la rédaction de ce livre. Leurs recherches sont pionnières et parfois combattues, mais qu'ils ne perdent pas espoir : **la mer est un docteur**.

VAGUE AMÈRE

On ne voit plus danser la mer,
Il n'y a plus de golfes clairs,
Ils nous regardent d'un œil noir,
Sans la moindre lueur d'espoir.

Quand sur l'onde que l'on bafoue,
Le cormoran devenu fou
Croise le fou encor mourant,
Cela devient désespérant.

Quand une sterne se consterne,
Sachez bien pour votre gouverne
Sur le dos large du destin
N'a pas convaincu le dauphin.

Quand une mouette ne rit plus,
Mais qu'elle prie pour son salut,
Dans les rochers, les crustacés,
Tous en cœur, vous crient "Arrêtez !

Arrêtez ! Monsieur l'armateur,
Sur un monde spéculateur,
Vous pensiez avoir la mainmise ?
Désolé, mais la nappe est mise !"

Alors, il faut passer à table.
Oui, je sais bien, c'est regrettable,
Car il vous faut rendre des comptes
Sur cette vague de la honte.

Vous avez choisi la couleur
Mais, elle rime avec douleur,
En prison soyez amarré,
Réfléchissez, incarcéré,

Qu'on ne voit plus danser la mer,
Qu'il n'y a plus de golfes clairs,
Qu'on nous regarde d'un œil noir
Sans vous laisser aucun espoir.

Extrait du recueil
"Mémoire d'un nuage" de Gérard Cazé
Éd. Librairie-galerie Racine

INTRODUCTION

J'ai décidé d'être heureux : c'est bon pour la santé
(Voltaire)

LIBRES PROPOS

Né à Paris après la Seconde Guerre mondiale, j'ai appris à marcher sur le sable des plages de la Manche, précisément à Trébeurden dans les côtes d'Armor. Mon père qui travaillait dans un hôpital parisien avait entendu des chirurgiens de l'époque, affirmer qu'il fallait exposer les enfants au soleil breton pour éviter le rachitisme.

Les bains marins et les promenades le long des plages, les pieds dans l'eau, à mi-cheville, devaient renforcer notre musculature. La marche sur le sable, affirmait mon père, fortifiait les cuisses et les "reins". Nous buvions en famille de l'eau de mer et mon père pendant de nombreuses années nous faisait "respirer" de l'eau de mer pour laver nos sinus.

Nous tournions le dos aux grosses vagues des marées hautes, afin de nous faire masser la colonne vertébrale. Mon petit frère

François avait eu droit au même traitement dès sa naissance. Nous en tirions un avantage certain pour notre croissance, ainsi qu'une meilleure résistance aux infections hivernales.

Une année, mon père nous mit en garde contre certaines pollutions. Des boulettes de pétrole arrivaient sur les côtes.

Plus tard, par un heureux hasard de la vie, je fus appelé à effectuer mon service militaire dans la Marine Nationale à Brest. Je garde encore avec fierté un merveilleux souvenir de mes sorties en mer sur le dragueur de mines sur lequel j'étais affecté.

Treize ans après, le 16 mars 1978, l'Amoco Cadiz, pétrolier géant libérien, après avoir talonné les roches de Men Gourven s'échoua au large du merveilleux port de Portsall en laissant échapper de ses soutes plus de deux cent trente mille tonnes de pétrole. La plus grande tragédie de l'histoire des marées noires, venait de débuter en détruisant le paysage, la flore, et la faune de soixante-seize communes bretonnes.

C'est à cette époque, que découvrant cette pollution, j'ai redouté, pour la première fois, que mes enfants ne puissent jamais y tremper les pieds.

Heureusement, j'ai pu reproduire pour mes enfants ce que mon père avait fait pour nous. De Perros-Guirec à Saint-Giron nous avons marché, le long du littoral, en respirant à pleins poumons les pieds dans les vagues mourantes. Ces périodes “à la mer” ont sensibilisé mon esprit à la vie autour, sur et dans la mer.

Je continue régulièrement à profiter de tout ce que la mer peut m'apporter pour préserver, entretenir, et régénérer ma santé.

Il n'y a pas seulement la mer, pour conserver la santé, mais tout ce qu'elle contient : les plantes, les algues, les animaux divers et tout ce que l'on peut en extraire.

Pour prendre un seul exemple, savez-vous que la Bretagne possède la plus grande diversité d'algues d'Europe : sept cent cinquante espèces sur mille cinq cent répertoriées ?

Les océans forment la plus grande pharmacie que l'on puisse imaginer. Les recherches pour transformer des "produits" marins en médicaments en sont seulement à leurs balbutiements.

Dans le cadre de la recherche médicale, de nombreux biologistes et chimistes s'activent pour extraire de la mer des éléments utiles qui, après transformation, seront utilisés dans des domaines aussi complémentaires que la médecine, l'agroalimentaire, l'esthétique ou les compléments nutritionnels.

L'université des Nations-Unies tire déjà le signal d'alarme en exigeant une réglementation pour les bioprospections marines afin de préserver les grands fonds marins de pillages et de destructions.

Les grands fonds marins suscitent beaucoup de convoitises de la part des géants de la pharmacie. Nous devons nous réjouir de cet intérêt au service de notre santé. D'ailleurs certains produits alimentaires ou de confort, crèmes de beauté, alicaments, intègrent déjà certains composants.

Beaucoup de prestigieux laboratoires possèdent leur division de biotechnologie marine (Merck, Pfizer, Eli Lilly, Roche, et bien d'autres). (*Sciences et Avenir* - Août 2005).

Voici quelques exemples de composants marins ayant déjà servi à fabriquer des médicaments :

– Le Coalgan, qui est utilisé pour stopper les saignements de nez, est extrait de la cytosine-arabinoside : une algue.

– L'Acyclovire soigne l'herpès, et un précurseur de l'AZT, utilisé pour combattre le SIDA, est extrait d'une éponge de mer (www.aci-multimedia.net).

– Pour remplacer l'héparine dans les traitements des accidents vasculaires graves, IFREMER tente de mettre au point un médicament dérivé des fucanes. Ce sont des polysaccharides sulfatés présents dans la matrice intercellulaire du fucus. Il semble que ces fucanes exerceraient un effet anticoagulant (analogue à l'héparine).

Certaines fucanes semblent aussi potentiellement antitumorales probablement par activation de la réaction immunitaire non spécifique (www.phytomania.com).

LA MER, ALTERNATIVE ANTI-ÂGE

Les Français et les Européens sont en général très friands des aliments ayant des vertus médicamenteuses, à tel point que l'on a donné à ces aliments “soigneurs” le nom d'alicaments.

La mer regorge d'éléments vivants tels les sels minéraux, les oligoéléments, protéines et autres nutriments qui peuvent agir favorablement sur notre confort, avec certitude, et, parfois sur la santé. La fatigue et le surpoids en bénéficieront avec succès sans contre-indications excessives. Le fucus, la spiruline (originaire des eaux douces), le magnésium marin, le calcium marin, ainsi que le sérum de Quinton (voir le chapitre qui lui est consacré) sont les leaders de ces alicaments courtisés.

L'huile de poisson, riche en oméga 3, des sardines, anchois, harengs, et maquereaux, grâce à sa structure “chaîne longue” a amélioré le confort de plusieurs millions de personnes sur toute la planète. Les scientifiques les plus en pointe dans leurs laboratoires savent que les oméga 3 d'origine marine (poissons) et de qualité pharmaceutique - tous ne le sont pas - sont la base de la médecine d'avenir (lire le chapitre consacré aux oméga 3).

Les algues en général et l'algue ascophyllum en particulier, seront certainement une alternative au traitement hormonal substitutif (THS) remis en question par les cancérologues depuis 2003 officiellement, mais depuis bien plus longtemps dans les courants de pensée alternatifs.

Nous devons absolument préserver ce trésor de vie qui longe nos côtes.

Mes périodes de grand bonheur sur le bord des plages sont souvent assombries par la crainte d'une grande pollution chimique ou radioactive.

LA MER EN PHARMACIE

Voici une courte liste de spécialités pharmaceutiques trouvées dans le *Vidal* (le gros livre rouge qui se trouve sur le bureau de votre médecin). Ces spécialités pharmaceutiques contiennent toutes, dans leur formule, un composant venant de la mer.

- Algocéanique : eau de mer + algues-ampoules.
- Audi Baby : eau de mer - hygiène de l'oreille des nourrissons jusqu'à trente mois.
- Cal'Océan : calcium marin (huître) comprimés
- Chondrostéo : glucosamine d'origine marine
- Ergybiol : filtrat d'eau argileuse + concentré d'eau de mer désodée - flacon - à boire.
- Kiriac : algues rouges (peau grasse) crème.
- Embryolastine : toute une gamme à l'extrait embryonnaire marin.
- Embryofil : extraits embryonnaire + sérum marin - ampoules externes visage.

- Galénic vergetures
- Marinol : Eau de mer + trois algues - flacon.
- Mag'Océan : comprimés - magnésium marin.
- Plasmarine : flacon, sels minéraux.
- Oligocéan : huître, coque - comprimés.
- Stérimar Mn : rhinites allergiques et Stérimar Cu : rhinites infectieuses.
  Ces deux spécialités contiennent de l'eau de mer à laquelle on a ajouté du manganèse ou du cuivre. Flacon pressurisé.
- Trichobiol cheveux et ongles : lithothamne, magnésium et calcium marin + laitance de poisson.
- Sérophta : eau de mer. Douche oculaire marine Flacon + œillère.
- Simulcium G3 : atténuation des vergetures - crème.

De nombreuses spécialités contiennent du foie de poisson. Les laboratoires l'intègrent dans un complexe contenant d'autres composants. Sans aucunement en faire la promotion, citons : Arkogelules d'huile de foie de morue, Huile de foie de morue Cooper, Lactomorrhuol, Eryteac, Flétagex, Mitosyl, Préparation H, Arkogélules Algues, Élusanes Fucus, Phyto Boiron Algues Fucus, Teinture d'iode Gifrer.

La diététique met depuis longtemps à la disposition de ses clients des spécialités à base de composants marins. Un laboratoire présente des vitamines et minéraux de sources végétales et marines (spiruline, algues laminaires, lithothamne, eau de mer et laitance de poisson).

Nombreux sont les laboratoires indépendants dont chaque produit contient en totalité ou partiellement des composants d'origine marine. Ainsi l'un d'eux commercialise l'énocéride antioxydant naturel, contenant de l'hydrolysat de cartilage et de collagène marin, un extrait huileux d'origine marine.

Cette courte liste permettra au lecteur de trouver chez son pharmacien certains produits contenant des actifs marins.

De nombreuses autres spécialités sont présentes sur ce marché de la pharmacie. Unimer, Physiomer, Sinomarin, Audispray, conditionnent de l'eau de mer pour l'hygiène du nez ou des oreilles, mais la place nous manque pour toutes les présenter en détail. Votre pharmacien est celui qui vous renseignera le mieux sur ces spécialités, en tenant compte de votre état de santé.

Les noms de ces spécialités sont communiqués à titre d'informations gratuites, libres, et ne contribuant aucunement à une publicité ou au cautionnement de l'efficacité ou des effets des composants.

LE FOU CHANTANT ET LES MARINS FOUS

"La mer qu'on voit danser le long des golfes pas très clairs, a des reflets goudronnés, quant aux embruns, ils ont parfois l'odeur du pétrole !".

Cette phrase parodie un des chefs-d'œuvre de Charles Trenet, *La Mer*. Elle doit alerter le lecteur sur la mer poubelle qui risque à terme de remplacer les "golfes clairs et les reflets d'argent" qui ont séduit le poète fou chantant.

Les célèbres navigateurs contemporains ont considérablement contribué à mieux faire connaître les océans, la flore et la faune marine.

Les courses autour du monde ont leurs héros : Florence Artaud, Eugène Riguidel, Gérard d'Aboville, Marc Pajot, Olivier de Kersauzon dit l'Amiral, Philippe Poupon, sans oublier ses martyrs, Eric Tabarly et Alain Colas.

Avant eux, le commandant Cousteau avait ouvert la voie en usant de bon sens et de pédagogie.

Les hommes de la mer, marins et pêcheurs, la flore et la faune nous sont devenus familiers.

De merveilleuses émissions de télévision comme *Thalassa* sur "France 3" et toute l'équipe de Georges Pernoud, le savoyard amoureux de la mer, ont contribué depuis plus de trente ans à faire découvrir le paradis marin.

LA MER N'EST PAS TOUJOURS BLEUE

Chaque médaille a son revers : la mer a ses mauvais génies.

Chaque jour, des navigateurs occasionnels ou professionnels, assassinent nombre de poissons, baleines, dauphins, tortues ou bien jettent à la mer de nombreux détritus dont les sacs plastiques sont les plus redoutés.

Les cargaisons chimiques sont également de véritables bombes flottantes.

Le seul accident chimique repéré a eu lieu le 5 décembre 1987. Ce jour-là, le cargo Cason transportant onze cents tonnes de produits chimiques s'échoue sur les côtes espagnoles. Le cargo s'enflamme quand le sodium chargé dans des conteneurs entre en contact avec l'eau de mer. Hélas, vingt-trois membres d'équipage sur trente et un trouvent la mort. Six jours plus tard, une série d'explosions oblige les autorités à évacuer quinze mille personnes dans un rayon de cinq kilomètres (www.rfi.fr). Qui s'en souvient ?

D'autres catastrophes ont été évitées grâce à des initiatives heureuses. Ainsi, le 4 octobre 1999, le cargo "Junior M" battant pavillon égyptien chargé de six mille neuf cent tonnes de nitrate d'ammonium est bloqué par les autorités maritimes de Brest.

Agée de vingt-sept ans, cette véritable poubelle flottante subit une avarie par voie d'eau. Le commandant signale cette fuite aux autorités maritimes qui décident de le remorquer à Brest en raison des risques de pollution. Une fois à quai pour protéger la population brestoise, il est décidé de déverser le mélange d'eau de mer et de nitrate d'ammonium par lot de cent vingt tonnes au large de Brest.

Il n'y avait pas d'autre solution pour préserver la vie des milliers d'habitants menacés.

L'HISTOIRE SE RÉPÈTE

Dans les mêmes conditions, en 1947, un liberty ship avait explosé en rade de Brest avec un bilan de vingt et un morts, des centaines de blessés, et quatre mille maisons détruites. La cargaison ne contenait que trois mille tonnes de ce même produit.

De trop nombreuses catastrophes pétrolières ont apporté leur lot de souffrance et de pollution. La liste est longue, mais le devoir de mémoire est indispensable pour éviter que de telles calamités ne se reproduisent et finissent par détruire totalement cette pharmacie de la mer qui peut, à terme, remplacer les molécules chimiques trop faibles pour nous protéger des épidémies, virus, et pandémies à venir.

SOUVENONS-NOUS DES GRANDS DRAMES MARITIMES

En voici la trop longue énumération :

1979 Plateforme de forage “IXTOC 1” en feu au large du Mexique. Après deux cent quatre-vingt-quinze jours d'efforts pour venir à bout de l'incendie, cinq cent mille tonnes de pétrole ont été déversées dans la mer dont un tiers a brûlé en provoquant une importante pollution atmosphérique. Les deux tiers restants se sont répandus au fond de l'océan !

L'"Atlantique Empress" et l'"Aegeau Captain" entrent en collision en mer des Caraïbes : vingt-six marins sont tués et deux cent quatre-vingt mille tonnes de pétrole sont déversés dans la mer.

1989 Le 24 mars, en Alaska le pétrolier "Exxon Valdez" s'échoue avec cent quatre-vingt mille tonnes de pétrole brut. Un bilan terrifiant : mille sept cent kilomètres de côtes polluées, et une facture de vingt-cinq milliards de francs pour la firme pétrolière.

1991 Les troupes irakiennes mettent le feu aux puits pétroliers du Koweït en s'enfuyant du pays. Les pétroliers vident leurs cuves en mer. Ainsi, de sept à neuf cent mille tonnes d'hydrocarbures se déversent en mer. C'est la plus grande marée noire de l'histoire.

1999 Une collision entre le pétrolier "Agip Abruzzo" et le ferry "Moby Prince" endeuille le monde maritime. Après sept jours d'incendie, on relève cent quarante-trois morts, alors que cent trente kilomètres de plages sont polluées.

Pour achever cette liste des pollutions dramatiques, souvenons-nous du 2 janvier 1992 où le pétrolier russe "Nakhodka" chavire dans une tempête à proximité des côtes japonaises de Honshu. Le capitaine est tué et dix-neuf mille tonnes de fuel défigurent trois cents kilomètres de côtes touristiques et d'aquaculture.

Qui se souvient encore de ces catastrophes maritimes qui, tout le laisse à supposer, ne seront pas les dernières de la longue histoire de la marine ? Les quelques exemples que je viens de vous rappeler représentent tout de même 1 691 000 tonnes de pétrole et autres poisons déversés dans la mer.

La mer, réponse aux grands risques ?

Aujourdhui, les grandes pandémies et épidémies nous guettent à chaque instant. Les biologistes ne se posent pas la question de savoir si une grande épidémie de grippe ou autre va nous toucher : la réponse est définitivement OUI. Mais l'inconnue en est la date. Quand cela va-t-il se produire ?

La biologie chimique semble bien désemparée pour nous apporter un traitement efficace. Si les océans ne sont pas altérés par les différentes pollutions, la réponse pourrait venir de la mer qui possède suffisamment de ressources dans sa faune et dans sa flore pour renforcer notre immunité et générer les antiviraux nécessaires.

Depuis quelques années, heureusement, les autorités et les différents ministères de tutelle mènent une guerre sans concession aux pollueurs pirates.

QUE FAIRE À TITRE INDIVIDUEL ?

Quelques gestes et habitudes sont à modifier pour éviter qu'avec nos déchets ménagers nous ne venions grossir le club des pollueurs.

La mer occupe environ 70 % de la surface de la planète et abrite 80 % de toutes les espèces.

Mitraillée par les photons du soleil, de la lune et des étoiles, bombardée par les rayons cosmiques, par les électrons et les ions solaires, fouettée par la foudre, fouaillée par les vents, la mer est un immense conducteur qui contribue à l'équilibre électrique de la planète et de ses habitants : humains, animaux ou végétaux.

Ce livre tente d'informer le lecteur sur quelques médicaments présents dans la mer, en mesure de préserver sa santé ou qui peuvent contribuer à la rétablir. Préservons mieux la mer qui, en certaines occasions, sous des aspects que nous découvrirons, aura contribué à nous sauver.

S'il est trop tard pour sauver la Terre, il est encore temps de sauver la Mer.

Chapitre I

LE SANG ET LA MER

"L'organisme est un véritable aquarium marin vivant"
René Quinton

Dans les grandes villes, le mètre cube d'air contient environ cinquante mille virus ce qui explique en partie de nombreuses maladies allergiques, infections respiratoires, et baisses de défense immunitaire.

Au bord de la mer, le nombre de virus au mètre cube baisse à environ deux cents.

L'air marin iodé et vivifiant, contient des éléments purs en mesure de contribuer à développer chez chacun de nous une excellente résistance aux agressions extérieures.

Les vertus des cures de thalassothérapie sont maintenant bien connues du grand public. De plus en plus de gens pressés ne peuvent pas se permettre de partir longtemps en vacances. Ils compensent, en partant une semaine "faire une cure de thalasso" ou profitent d'une cure de balnéothérapie.

Les vertus de l'eau de mer sont bien connues, et ça ne date pas d'aujourd'hui.

Nous allons vous révéler une des plus grandes découvertes du XXe siècle.

1. L'ORIGINE MARINE DE L'HOMME

L'eau de mer de René Quinton (1866-1925)

Biologiste français, il se passionne pour l'eau de mer dont il soupçonne les vertus biologiques. Ses recherches et des travaux scientifiques lui donnent rapidement raison. Il met au point sa formule à base d'eau de mer et d'eau de source qu'il adapte pour la rendre injectable.

En 1904, le plasma de Quinton est mis sur le marché de la pharmacie, et sauvera de nombreux malades dont une majorité d'enfants. Jusqu'à 1982, il sera utilisé comme produit buvable et injectable.

L'eau de mer de Quinton est une eau de mer non chauffée et donc totalement naturelle.

L'eau de mer était prélevée dans le bassin d'Arcachon à dix mètres de profondeur (zone de pénétration solaire) dans des conditions qui assurent toute sécurité quant à sa pureté.

La dilution isotonique d'eau de mer naturelle (pH 7,2) est préparée en milieu stérile, par des procédés spéciaux sans chauffage, sans contact métallique ni procédés électriques, de façon à lui conserver son équilibre moléculaire et sa particularité "milieu vivant."

Elle contient les quatre-vingt-douze corps simples connus et tous les oligo éléments.

Les injections ne sont pas douloureuses.

Le grand mérite de René Quinton est d'avoir découvert, que la composition de l'eau de mer était la même que celle de notre "mer intérieure", le sang.

L'unique différence est le sel. La concentration moyenne de sel est de trente-trois grammes par litre dans l'eau de mer ; dans les marais salants méditerranéens, la salure est de trente-sept grammes par litre, et de trente grammes par litre dans l'Atlantique - mais de seulement neuf grammes par litre pour notre sang.

Quinton va prouver que l'eau de mer n'est pas toxique, mieux ; elle peut remplacer le sang.

Les premières expériences se font sur de vieux chiens, saignés à blanc, presque morts. L'injection d'une dose importante de plasma de Quinton isotonique les ressuscite et leur fait retrouver une vivacité perdue depuis longtemps.

Une autre guérison spectaculaire : dans un célèbre hôpital parisien, René Quinton fait injecter sept cents millilitres de plasma isotonique à un malade atteint de la typhoïde : il devait mourir dans la journée. Le soir même, à la grande surprise de tous, le malade est sauvé.

En se basant sur le fait que l'eau de mer contient trop de sel par rapport au sang, René Quinton va ramener l'eau de mer à l'isotonie par adjonction d'eau de source filtrée. Le plasma de Quinton est né.

Quinton crée de nombreux "dispensaires marins" en France, à Paris, Toulouse, Lyon et jusqu'en Égypte !

2. VICTOIRE SUR LE CHOLÉRA INFANTILE

À cette époque (1907), de nombreux enfants mouraient déshydratés par une diarrhée connue sous le nom de "diarrhée verte du nourrisson".

Chaque année des épidémies de gastro-entérite et de choléra infantile provoquaient environ cent mille victimes. On s'est aperçu, ensuite, que les biberons mal lavés ou mal stérilisés étaient à l'origine de cette diarrhée mortelle. Dans son centre parisien, René Quinton injecte chaque jour de son miraculeux plasma. La dose est progressive de dix centilitres au départ, jusqu'à un demi litre et plus.

La Grande-Bretagne et les États-Unis mettent en pratique le traitement avec de retentissants succès.

Jusqu'en 1982, il est fréquent de faire boire une ou deux ampoules de plasma de Quinton aux enfants fatigués ou victimes de diarrhées diverses. Le plasma de Quinton, vendu en pharmacie, avait une AMM (Autorisation de Mise sur le Marché) obligatoire pour commercialiser un médicament. Il était remboursé par la Sécurité Sociale.

3. LA MER EN AMPOULE

Le plasma de Quinton est "un sérum" qui n'attaque aucun microbe particulier, sinon qu'il donne à la cellule organique la force pour lutter contre tous les microbes. Dans le journal *L'Intransigeant,* cité par Quinton Distribution en Suisse (www.quinton.ch).

Actuellement il existe trois présentations commercialisées :

– le Quinton hypertonic (trente ampoules buvables au pH 7,4 à 7,8),

– le Quinton isotonique (trente ampoules buvables),

– le spray isotonique nasal et cutané de cent cinquante millilitres.

Le Quinton hypertonic (nommé aussi Duplase de Quinton), est conseillé pour lutter contre les grandes fatigues (asthénie)

et un épuisement physique et mental. Il est vivement recommandé pour la préparation des sportifs. Il assure la relance des fonctions métaboliques de l'organisme en corrigeant toutes les carences en sels minéraux et en oligo-éléments dont le corps peut avoir besoin. Il est conseillé de le boire en début de journée. Cette solution contient 33 % de sel et ne doit **jamais** être injectée. Les patients sous régime sans sel doivent tenir compte de l'apport salé de ce produit dans leur consommation quotidienne.

On utilisera le Quinton hypertonic buvable pour la revitalisation, la reminéralisation, comme biodynamisant lorsque l'on cherche un apport naturel immédiat avant une dépense d'énergie ou un effort physique, intellectuel ou psychique. Le laboratoire précise dans les indications : épuisement physique et psychique, anorexie, asthénie, dépression, retard pondéral, ostéoporose, hypotension, entraînements sportifs intenses.

En très peu de temps, l'utilisateur devrait ressentir un effet dynamisant sans excitation.

Quinton isotonique

C'est le seul qui peut être appelé "Plasma" parce qu'il est de la même concentration que les fluides du corps tels que la lymphe, les larmes, la sueur et le plasma sanguin. Il est recommandé comme réhydratant. C'est un stimulant du système immunitaire et des fonctions d'élimination. Son pouvoir d'hydratation est élevé. C'est le produit le plus naturel et le plus voisin de notre milieu interne, capable de favoriser le développement et l'activité des cellules. Il est conseillé de le boire en fin de journée. C'est un réhydratant naturel, répétons-le.

Aucune contre-indication, aucune incompatibilité, aucune réaction n'est décelable pour ces produits. Dans le milieu de la recherche médicale, de nombreux biologistes et chimistes s'activent pour extraire de la mer des éléments utiles qui après transformation seront utilisés dans des domaines aussi complémentaires que la médecine, l'agroalimentaire, l'esthétique ou les compléments nutritionnels. C'est dire à quel point René Quinton était un véritable prophète.

Important : ne jamais pratiquer d'injections intraveineuses ou intramusculaires sans avoir consulté un médecin ou une infirmière diplômée.

L'usage par voie orale de l'eau de mer dûment préparée et filtrée à froid, permet d'obtenir des résultats aussi spectaculaires que par la voie sous-cutanée, dans nombre de pathologies tant avec de l'eau de mer hypertonique qu'avec de l'eau de mer isotonique.

4. QUAND UTILISER DU QUINTON ?

Sportifs

La sueur contient une importante quantité de sodium, ce qui explique son goût salé. En cas de sueur abondante, il semble indispensable de recharger le sang en substances réparatrices et assimilables. La saison sportive se prépare avec un apport régulier de Quinton hypertonic (buvable), avant et après l'effort. Le médecin chargé de la surveillance du sportif fixera la posologie en fonction de la discipline choisie.

La réduction de la fatigue et le maintien de la forme physique seront nettement améliorés.

Enfants et vieillards

Tous deux peuvent présenter des similitudes pathologiques :

- une déshydratation,
- une asthénie de diverses origines,
- une perte d'appétit,
- des fragilités infectieuses.

Le médecin fera effectuer des bilans sanguins appropriés. D'après l'âge et le poids, la posologie sera adaptée. Selon le cadre clinique, le Quinton hyper ou iso sera conseillé.

Dans les cas de surcharges métaboliques, du Quinton hypertonic sera parfois conseillé. L'impression de faim qu'il peut créer correspond, en réalité, à une sensation de soif. Ne pas céder à l'envie de grignoter.

En gastro-entérologie

Les Laboratoires Quinton International et le Dr M.F Paya Torres dans une brochure de *"Méthode thérapeutique marine"* rapportent un vieux remède trouvé dans un livre des années vingt :

Une cuillerée d'argile blanche, deux ampoules de Quinton hypertonic, et le contenu de deux capsules de ferments lactiques à mélanger avec une cuillère en bois (ne pas utiliser d'instruments en métal sous peine de modifier l'action du remède). Ajouter un peu d'eau de faible minéralisation. Par exemplc, Mont Roucous, Volvic, de préférence en conditionnement verre.

On prendra le remède en milieu de matinée, et en milieu d'après-midi jusqu'à disparition des symptômes. C'est un remède contre les diarrhées estivales (la tourista). Cette formule peut être préparée en traitement de fond dans les maladies auto-immunes.

En dermatologie

Principalement l'eczéma et le psoriasis. Le médecin alternera suivant les cas entre l'Isotonic et l'Hypertonic. Le Quinton Dermo Spray (21°/°°) sera appliqué plusieurs fois par jour. Si une aggravation se manifeste, il est indispensable d'en parler avec votre thérapeute.

En gynécologie

Les syndromes prémenstruels prémenopausiques et ménopausiques sont bien améliorés par la formule hypertonic (à boire).

En O.R.L

Pour les inflammations du nez : Quinton hypertonic à boire. Localement, Quinton nasal Isotonic Spray ou Quinton Nasal Duplase Spray (en pharmacie).

En cure d'entretien pour une personne saine

Un bon moyen d'absorber oligo-éléments, sels minéraux Quinton hypertonic, une fois par jour au début du printemps et à l'automne.

Indications

Voici les indications que le *Vidal* médical proposait avant 1982 :

- Nourrissons : gastro-entérites, toxicose, athrepsie, anorexie, eczéma, traitement prénatal, prématurés.
- Adultes : anémie, asthénie, surmenage, troubles de la sénescence, vomissements de la grossesse, gastro-entérites, constipation, dysenterie, colibacillose, tuberculose pulmonaire et externe, sclérose en plaque.
- Gynécologie : infections et congestions utéro-vaginales.

- Ophtalmo/O.R.L : coryza, rhinite, sinusites.
- Dermatologie : eczéma, urticaire, psoriasis, prurigo, lichen, dermites infectées, allergies.
- Reconstitution de la masse sanguine.
- Brûlures.
- Réanimation.
- Alimentation artificielle.
- Modification favorable du terrain.
- Solvant des antibiotiques.

Nous n'indiquerons pas ici le mode d'application, ni les posologies qui relèvent de l'art médical et de la responsabilité d'un médecin.

Le Quinton isotonique et le Quinton hypertonic sont en vente en pharmacie et parapharmacie. Les magasins de diététique peuvent se les procurer chez leur grossiste.

Bibliographie

– *"L'Eau de mer Milieu organique"* Éditions Encre.
Tél. : 01 42 62 58 09
C'est la reproduction pure et simple de la première édition de 1904, signée René Quinton
Association René Quinton : Tél. : 01 45 67 61 28

– Voir adresse en annexe 1 –

Chapitre II

LE SEL DE L'HIMALAYA
Âge : 250 millions d'années

1. DES PROPRIÉTÉS EXCEPTIONNELLES

Le sel cristallin de l'Himalaya possède une structure cristalline lui permettant d'être assimilé par les cellules de notre corps.

La structure de ce sel est totalement différente du sel gemme classique. Il est daté scientifiquement de l'ère primaire et recouvrait la presque totalité de la planète il y a deux cent cinquante millions d'années. Il provient de l'évaporation d'un océan, aujourd'hui disparu, à la suite de bouleversements terrestres.

Il a été englouti au cours de la formation du massif de l'Himalaya. Cet océan s'est retrouvé entre quatre et six cent mètres sous la croûte terrestre.

Des gisements ont été découverts dans une région de faible altitude, dans les premiers contreforts de la région géologique de l'Himalaya qui s'étend sur une distance de trois cent kilomètres.

En Allemagne, il est connu sous le nom de Hunza.

Le sel est de couleur rouge, orangé. Il contient entre autres éléments la tétrade calcium (Ca), magnésium (Mg), potassium (K), mais aussi tous les quatre-vingt-dix éléments que l'on trouve sur la planète et dans le corps humain.

Ces sels sont d'une structure microscopique telle qu'ils sont naturellement assimilés. Cette structure moléculaire est totalement différente du sel gemme de table que nous connaissons. Par exemple, il est directement absorbé par les cellules du corps sans passer par la voie digestive.

Comment cela est-il possible ?

Suite à la pression énorme subie lors de la formation du massif himalayen, les éléments cristallins, calcium, magnésium, potassium ainsi que les autres composants, ont adopté une forme colloïdale ionisée et ont été réduits à une dimension tellement infime qu'ils peuvent être directement exploités par les cellules.

L'usage thérapeutique du sel de bain est très ancien. L'action relaxante, dynamisante et curative pour la peau est une pratique ancestrale et empirique dans toutes les régions du monde.

Le sel du toit du monde

Utilisé en bain, le sel de l'Himalaya procure une relaxation musculaire très agréable. Ce bain soulagera les douleurs articulaires, et améliorera considérablement tous les troubles cutanés. En sortant de ce bain, ne prévoyez pas d'aller danser : vous aurez envie d'aller vous coucher et de retrouver le sommeil du bébé que vous avez été.

Si votre nervosité est à son paroxysme ou que l'angoisse vous rend malade, un bon bain vous permettra d'avoir les idées claires avant de repartir.

C'est par le biais d'échanges ioniques cutanés que votre corps absorbera les éléments nutritionnels qui lui sont indispensables. Les minéraux et les oligoéléments seront naturellement absorbés et assimilés.

Si vous mesurez votre pH urinaire avant et après un bain, vous constaterez un taux plus équilibré.

Le pH urinaire d'une personne correctement nourrie et en bonne santé doit se situer entre 6,5 et 7.

Le pH de la peau et de 5,2.

Le pH du sang doit impérativement se situer entre 7,32 et 7,42.

Les mauvaises habitudes alimentaires, le stress, l'excès de sport, les pensées négatives, sont causes de notre déséquilibre acido-basique.

Rhumes, sinusite, crampes, baisse immunitaire, arthrite, rhumatisme, frilosité, irritabilité, sont dues en partie à un excès d'acidité de l'organisme.

La structure du sel de l'Himalaya n'est pas moléculaire, mais électrique.

C'est la salinité du sang qui permet la conduction électrique indispensable aux informations entre les cellules de notre corps.

Une consommation raisonnée d'eau salée au sel cristallin protège, améliore le terrain, et renforce le système immunitaire. La consommation va entraîner une détoxication en profondeur de l'organisme. Les acidités de l'estomac et les reflux gastriques s'en trouveront considérablement améliorés.

C'est un détoxiquant très puissant. Il élimine les déchets toxiques produits par notre corps, et permet d'évacuer les métaux lourds fixés dans nos tissus par les diverses pollutions : atmosphériques, alimentaires, ustensiles de cuisine, et plombages dentaires (?)... etc.

Pour parvenir à cette élimination, il stimule le système digestif, la bile, et le transit intestinal se trouve ainsi régularisé.

Nous n'avons pas trouvé, à l'heure où nous écrivons ces pages, d'informations médicales en français relatives au sel de l'Himalaya. De l'autre côté du Rhin, en Allemagne, il semble que ce sel soit mieux connu. Voici les recettes que nous avons rapportées. Elles ne sont pas scientifiques, mais empiriques. Ce qui est bon pour nos voisins Allemands ne saurait être mauvais pour nous.

2. CUISINE ET GASTRONOMIE

Utilisez-le comme un sel de cuisine. Ses diverses présentations permettent de l'utiliser au cours de la cuisson aussi bien que dans votre assiette.

En gros sel ou finement moulu, son utilisation sera la même que le sel traditionnel marin, sans doute certains mettront moins de sel, la saveur étant plus agréable à leurs papilles gustatives.

Diverses présentations permettent de le savourer dans des cuisines diverses.

Sel aux herbes, sel aux épices, aromatisé à l'ail aux ours, aux épices indiennes, à l'oignon, il est conditionné prêt à l'emploi.

Le sel blanc classique ne contient que du chlorure de sodium, le sel de l'Himalaya contient tous les sels minéraux naturels en proportion équilibrées puisque "fabriqués" par dame nature.

Si votre médecin vous demande de supprimer le sel, respectez ses directives, et interrogez-le sur la consommation du sel himalayen. Pensez cependant à réduire votre consommation de charcuterie, frites et fromages qui contiennent du sel en quantité non négligeable.

3. LES BAINS

Indirectement, les douleurs articulaires comme l'arthrite, les rhumatismes, et l'arthrose bénéficient de bienfaits des sels de l'Himalaya. Il aide à briser les dépôts étrangers au corps, et à la dissolution des dépôts d'acide urique, calculs rénaux et biliaires.

Les bains de sel sont indiqués en cas de peau sèche. Le sel se dépose sur la couche superficielle de l'épiderme et semble fixer l'eau.

On constate une action efficace sur l'eczéma et le psoriasis.

Comment préparer le bain ?

Plongez un kilo de sel dans cent litres d'eau. Si votre baignoire est de plus petite capacité, divisez proportionnellement la dose de sel. Laissez fondre pendant au mois trente minutes. Les Allemands, à qui je dois cette recette, ajoutent ensuite de l'eau pour obtenir un bain de 37 ou 38 degrés. (Ne pas trop chauffer l'eau si vous souffrez de troubles circulatoires ou cardiaques).

Restez dans le bain pour vous détendre, sans dépasser vingt minutes.

4. PRÉPARATION DE LA SAUMURE

Il faut dissoudre un morceau gros comme une noix dans un bol d'eau de source peu minéralisée que vous placerez à l'abri de l'air et de la lumière dans un endroit frais. Chaque matin, vous prendrez avec une cuillère en bois l'équivalant d'une demie cuillère à soupe que vous versez dans un verre d'eau. Vous pouvez absorber en une fois ou en plusieurs fois au cours de la journée. Habituellement, il est conseillé de faire une cure de vingt et un jours, suivie de sept jours d'arrêt pour respecter un repos thérapeutique.

Cette cure rééquilibre le pH, le système digestif, et contribue à éliminer certaines toxines.

Les applications du sel de l'Himalaya sont multiples.

Parmi les applications les plus courantes, nous avons trouvé celles qui suivent.

5. APPLICATIONS LES PLUS COURANTES

Masque du visage

Pour hydrater les peaux sèches, fatiguées ou matures. Utilisez le peloïde. Il s'agit d'une boue de saumure minérale qui s'est déposée au cours des siècles dans les galeries des mines de sel. Elle permet d'éliminer les irritations et les impuretés de la peau. Son utilisation régulière donne à la peau un aspect plus lisse.

Soins bucco-dentaires

Il est recommandé de se brosser les dents trois fois par jour avec de la saumure. On peut également se masser les gencives et faire des gargarismes.

Il est possible de se brosser les dents avec une pincée de sel que vous aurez finement moulu.

La savonnette cristal douche

Frotter le corps après la douche, avec le cristal douche. Il assure un massage doux et hydratant. Commencez par prendre une douche, après le rinçage, passez le cristal douche sur tout le corps en massant doucement. Laissez sécher et attendez cinq minutes avant de rincer à l'eau tiède. Le cristal douche a la forme d'une savonnette et se révèle d'un emploi facile.

Application rhumatismale

Faites chauffer un sac en tissu rempli de gros sel dans un four entre 30 et 50° pendant environ vingt minutes. Appliquez sur les articulations douloureuses.

Il y a deux cent cinquante millions d'années, les océans n'étaient par encore pollués. De ce fait, le sel de l'Himalaya peut être considéré comme un sel 100 % naturel et non pollué.

6. LAMPES DE L'HIMALAYA

Ces lampes envahissent les foires et salons grand public consacrés au mieux-être ou aux médecines alternatives. De couleur orangé feu, ces blocs de sel cristallin sont creux afin d'y placer une bougie ou une petite lampe électrique. L'aspect esthétique est très agréable à regarder. Chaque pièce est unique et travaillée artisanalement.

Les utilisateurs et certains thérapeutes affirment que ces lampes de sel produisent un effet ionisant et dégagent une ionisation négative en opposition aux ions positifs produits par notre environnement électroménager (télévision, téléphone, ordinateurs, fours à micro-onde mal protégés, etc.).

La lampe en sel absorbe l'humidité de l'air quand la lampe est éteinte. Ces particules d'eau sont renvoyées dans l'atmosphère chargée des oligo-éléments puisés dans la lampe. Un bon moyen de rendre notre environnement agréable grâce aux ions négatifs.

Actuellement cette faculté ionisante n'est pas prouvée scientifiquement.

Cette lampe éclaire peu, mais c'est une présence à laquelle on s'habitue vite et dont on ne peut plus se passer tant sa couleur "flamme" apaise les pensées.

Les formes planète, pyramide, bougeoir, en sel brut ou sculpté de différentes tailles permettent de décorer son studio ou pour les entreprises, les halls d'entrée.

Il existe un importateur pour la France, également distributeur pour une partie de l'Europe du sel de l'Himalaya.

– Voir adresse en annexe 1 –

Chapitre III

LE SEL MARIN

1. LE SEL DE GUÉRANDE

Le sel est nécessaire à la vie. Il se trouve dans tous les tissus vivants tant dans les végétaux que chez les animaux. Il est bien entendu présent dans l'eau de mer où est née la vie. Le corps humain ne peut conserver ses 62 % d'eau que grâce à la présence du sel dans tous les tissus.

Le sel a trois origines possibles :

– la mer, avec des qualités et des saveurs différentes,

– les mines de sel,

– les sources d'eau salée.

De nombreuses localités françaises doivent leur nom à l'exploitation du sel : Salon-de-Provence, Salies-de-Béarn, Salins-les-Bains, Saales, Salers.

Seulement 10 % du sel est utilisé pour un usage alimentaire, le reste est utilisé par l'industrie, et les Ponts et Chaussées pour le déneigement [1].

Le sel de table classique provient de l'évaporation de l'eau de mer. Dans les marais salants, l'eau de mer est déviée dans un labyrinthe de parcelles isolées et peu profondes. Le soleil se charge d'évaporer l'élément liquide, la salure y est plus concentrée. L'évaporation est plus rapide avec un climat chaud. Le sel est alors plus blanc que dans l'océan. Le sel océanique est, en effet, plus gris, car beaucoup plus riche en sels de magnésium, ainsi qu'en plancton et algues microscopiques. Les salines de l'Atlantique offrent une palette variée de couleurs du sel : bleu, émeraude, rosé et gris. Le sel de Guérande que l'on appelle la fleur de sel, est récolté manuellement par le paludier. Très riche en iode, il présente une nuance rosée. Le sel reste en place pour être récolté par l'exploitant. Une autre façon plus industrielle consiste à faire circuler de l'eau de mer dans de grandes chaudières et à porter l'eau à ébullition.

Ainsi que nous venons de le voir au paragraphe précédent, il peut provenir de mines de sel, résultat de l'évaporation de mers anciennes.

Par le seul canal de notre alimentation, nous absorbons environ dix à vingt grammes de sel par jour et par personne. Certains en rajoutent en salant leur plat avant même d'avoir goûté les aliments !

En ajoutant du sel dans notre alimentation déjà salée naturellement, nous nous imposons un régime hyper sodé, dangereux pour notre santé, et inutile pour la saveur des aliments.

Cependant, il est conseillé de consommer du sel marin non raffiné sans fluor ajouté. Il suffit de se procurer du sel gris

1. Dr Le Goff, *Nourrir la vie,* Éditions Roger Jollois.

naturel que vous trouverez en magasin diététique ou en grande surface. Consommez du véritable sel de Guérande pour avoir un sel d'excellente qualité qui mettra en valeur vos plats culinaires.

Les carences en sels minéraux provoquent de nombreux troubles biologiques notamment neurologiques. Dans un corps en bonne santé, le sel est éliminé par les reins, dans l'urine. On en trouve dans la bile. La sueur en contient également.

En France, le Dr Le Goff signalait en 1989 que la consommation moyenne était de vingt grammes par jour et par personne, soit 7,3 kilos par an (Comité des salins de France - 1989). Cette quantité tenait compte des sels cachés dans l'alimentation.

Le Dr Le Goff classe les aliments en trois catégories par ordre décroissant, des plus salés vers le moins salés.

Aliments riches en sel

1°) Produits fumés/ou séchés
2°) Charcuteries
3°) Fromages et beurre salé
4°) Conserves et assimilés
5°) Produits de panification
6°) Fruits de mer

Aliments moins riches en sel

1°) Poissons
2°) Viandes
3°) Lait et dérivés frais
4°) Œufs
5°) Divers (carottes, céleri, fruits séchés, chocolat au lait)
6°) Boissons

Aliments pauvres en sel

1°) Huile
2°) Légumes frais
3°) Miel
4°) Produits céréaliers
5°) Boissons

Pour tordre le cou aux idées fausses, les poissons et autres animaux marins ne contiennent que peu de sel. Dans l'alimentation courante le jambon fumé, les olives, et le saucisson en contiennent près de cinq fois plus que le crabe et la crevette. Le jambon fumé avec deux mille trois cent milligrammes de sel pour cent grammes contient huit fois plus de sel que les huîtres qui n'en contiennent que deux cent quatre-vingt-dix milligrammes pour le même poids.

Consommé en excès, le sel marin est nuisible, mais il est indispensable en quantité mesurée pour maintenir l'hydratation des tissus du corps. L'excès de sel provoque une rétention d'eau avec pour conséquences, œdème, insuffisance cardiaque et rénale, hypertension artérielle.

Merci Dr Le Goff

Le docteur Le Goff, dans son livre Nourrir la Vie, *attire notre attention sur la salaison des charcuteries, qui fait appel à des sels nitratés et nitrités qui sont signalés par les codes suivants sur les emballages : E249, E250, E251, E252. Ces additifs sont ajoutés au chlorure de sodium et sont riches en nitrites et nitrates qui forment des nitrosamines à potentialité cancérigène marquée. Les nitrosamines se trouvent dans les charcuteries fumées, les poissons fumés, et certains fromages très fermentés.*

Chapitre IV

LE SEL DE L'UTAH

LE GRAND LAC SALÉ

Contrairement à ce que l'on peut imaginer, le grand lac Salé n'est pas une ancienne mer sur laquelle le continent se serait refermé, réduite peu à peu par évaporation. Son importante salinité provient des minéraux dissous apportés par les rivières Bear, Ogden, Weber et Provo, qui elles-mêmes descendent, notamment, des montagnes Wasatch et Uintas.

La rivière Provo passe par le lac Utah dont les eaux fraîches alimentent le grand lac Salé via la rivière Jourdain. Ces rivières s'accumulent dans la cuvette au fond de laquelle se trouve le lac.

La seule issue pour les eaux est l'évaporation. Les minéraux et d'autres matières solides restent enfermés dans le "Great Salt Lake".

L'eau du lac est trop saline pour les poissons, seule la crevette y vit, et des oiseaux trouvent refuge et nourriture dans les marais proches de l'embouchure des rivières. Le goéland est l'oiseau emblématique de l'Utah.

Le lac fut découvert en 1824 par deux trappeurs, Jim Bridger et Etienne Provost.

Le lac monte ou descend chaque année, en fonction de la température ou des précipitations. Il n'y a pas de marée, les plages ne sont pas fréquentées l'hiver, et exceptionnellement l'été, car les baigneurs ne peuvent pas nager : ils flottent !

À la fin du XIXe siècle, on trouvait des stations balnéaires dont la plus importante, Saltaire, possédait une salle de danse pouvant accueillir mille personnes. Si vous souhaitez y aller, sachez qu'il est à mille deux cent kilomètres de San Francisco.

On trouve dans le commerce un soluté d'eau de mer concentré dessalé, obtenu exclusivement à partir du grand lac Salé en Utah (États-Unis). Ce soluté contient une très grande variété de minéraux et oligo-éléments sous forme d'électrolytes naturels. Le sodium est éliminé à 99 %.

Ce produit est commercialisé en France sous le nom de ConcenTrace.

C'est un soluté naturel et équilibré, obtenu à partir de l'eau de mer concentrée dessalée du grand lac Salé. Le sodium a été éliminé.

Pourtant grâce à sa concentration naturelle en minéraux, ce produit conserve un pouvoir salant important. C'est donc un substitut au sel pour les personnes soumises à un régime sans sel strict.

En moyenne, dans les années 2000, les Français consomment par leur alimentation, environ quatre kilos de sel par an, soit le double de la limite recommandée par l'Organisation Mondiale de la Santé. En réduisant votre consommation de sel, vous contribuez à préserver votre capital santé.

Quotidiennement vingt gouttes suffisent à saler un plat pour deux personnes. Il constitue donc un substitut naturel

Un grand lac très salé

L'eau de mer du grand lac Salé possède un pouvoir salant important : vingt gouttes par jour correspondent à soixante millilitres d'eau de mer et seulement deux milligrammes et demi de sodium. La médecine limite la consommation de sodium en cas d'hypertension ou d'insuffisance cardiaque, à cinq cents milligrammes par jour. En comparaison, vous pourriez consommer deux cents plats par jour de ConcenTrace, pour obtenir la dose de sodium maxima autorisée par la médecine ! Il est très concentré en minéraux et contient tous les oligo-éléments indispensables à une bonne santé.

au sel de table, associant une supplémentation complète en électrolytes (favorable à l'équilibre acido-basique).

Il peut être utilisé pour réduire la consommation de sel, même en cas de régime hyposodé strict. Votre médecin est certainement informé de ce sel, votre nutritionniste ou diététicien sans aucun doute.

Le ConcenTrace pourrait trouver une place dans l'accompagnement nutritionnel de certaines affections : prévention de l'hypertension artérielle (HTA), des accidents vasculaires cérébraux (AVC), traitement sous corticoïdes. Sa forte concentration en magnésium permet de l'utiliser pour son effet laxatif en forte dose.

En cas de fatigue chronique, il est conseillé de placer quelques gouttes sous la langue plusieurs fois par jour.

Ce produit est ionique (directement assimilable), complet (contient l'ensemble des minéraux), équilibré (proportion égale au plasma humain) et indispensable à l'assimilation des autres nutriments[1].

1. Voir *monnol.com.fr*

Chapitre V

LA MER MORTE EST BIEN VIVANTE

1. QUELLES SONT LES PARTICULARITÉS DE LA MER MORTE ?

La première surprise du touriste est de ne pas y trouver de poissons ! Aucun poisson ne peut vivre dans cette eau située à plus de quatre cents mètres au-dessous du niveau de la mer et contenant une eau dix fois plus salée que celle des océans. La mer Morte est alimentée par le Jourdain ainsi que par des sources d'eau minérale ressemblant à celle d'Evian.

Entourées de montagnes, ces eaux ne peuvent pas s'écouler et s'évaporent dans l'air chaud et sec du désert.

Le soleil y brille, dit-on, trois cent trente jours par an. Du fait de sa situation très au-dessous du niveau de la mer, le soleil traverse une couche extra atmosphérique, un écran naturel constitué d'eau évaporée, et de produits naturels ainsi qu'une épaisse couche d'ozone. Ces filtres atténuent les méfaits des dangereux rayons UVA/UVB, responsables des brûlures cutanées et des cancers de la peau. Le curiste comme le touriste peuvent rester un peu plus longtemps exposés sans danger, pourvu que l'exposition soit raisonnable.

Les médecins de la région autorisent les patients à s'exposer sans danger de trois à six heures par jour pour traiter des pathologies dermatologiques (psoriasis, eczéma) ou articulaires (arthrite, rhumatisme) ou respiratoires (la région détient le record mondial de pression barométrique de huit cents millimètres de mercure, et la teneur en oxygène de l'air est de 8 % supérieure à l'oxygène que l'on trouve au niveau des autres mers, ce qui facilite grandement la respiration).

Autre particularité pour les asthmatiques : la sécheresse limite la croissance des rares végétaux. Il n'existe donc aucun pollen, et peu d'allergènes dans l'air.

L'atmosphère est très minéralisée, car en s'évaporant, la mer Morte laisse derrière elle toute une gamme de sels de chlore, de potassium, de calcium, de brome, et de magnésium. Le brome est recommandé pour ses vertus calmantes. Sa concentration dans le secteur de la mer Morte est vingt fois supérieure à tous les autres endroits terrestres.

L'eau de la mer Morte contient trois cent vingt grammes de sels et minéraux par litre. De plus, un revêtement de boue minérale noire visqueuse mais saturée de minéraux est utilisé pour un usage cosmétique.

Actuellement, des milliers de personnes venant de toute la planète, viennent sur les plages de cette mer unique pour se détendre, se reposer, bronzer, rajeunir et guérir.

La plupart des touristes, y viennent pour des raisons de santé, comme le roi Hérode qui pratiquait des bains pour se reposer de ses soucis politiques.

2. EXPLICATIONS SCIENTIFIQUES

D'après le *"Israël Journal of Medical Sciences"* consulté sur le site *SPA Cosmetics Ltd,* nous sommes, dans le cas exceptionnel de la mer Morte, en présence de trois facteurs responsables des bienfaits thérapeutiques indiscutables.

"1. Facteur mécanique de la balnéothérapie qui apporte un nouveau tonus musculaire et une mobilité accrue, avec des changements physiologiques évidents pour certaines maladies dégénératives. Une immersion d'une heure augmente la diurèse de 50 %.

2. Facteur thermal d'action sur les sécrétions hormonales et les douleurs d'ordre inflammatoire. La vasodilatation permet une meilleure relaxation musculaire et une croissance de sérum interféron gamma dans les maladies rhumatoïdes et arthritiques et toutes les formes d'ostéoporoses.

3. Facteur chimique des applications de boue, qui grâce à sa teneur en magnésium et en soufre inhibe la prolifération fibroblastique et agit sur le système immunitaire. Cette boue exceptionnelle contient en suspension de fins grains de silice, de carbone et de certains sulfates.

La mer Morte offre ainsi son efficacité dans les maladies de peau, les maladies pulmonaires, arthritiques et rhumatismales."

Tous les produits de la *SPA Cosmetics Ltd* sont constitués de matières premières naturelles. Les produits ne sont pas testés sur les animaux et la moitié des recettes de leurs ventes est reversée à la recherche médicale contre la sclérose en plaques.

Ahava commercialise des produits sains dont l'efficacité a été prouvée. Les produits sont difficilement disponibles en

France, faute de distributeur. Vous pouvez vous les procurer auprès des boutiques *(voir en fin d'ouvrage).*

3. SOINS TRÈS NOMBREUX

Les douleurs articulaires

Les sources chaudes qui alimentent la mer Morte contiennent d'importantes concentrations de sels et de sulfure d'hydrogène. Pour ceux qui ne savent pas nager, aucun problème : l'importante concentration de sels leur permettra de flotter sans faire aucun mouvement.

La boue est un sédiment fortement minéralisé, contenant des minéraux, ainsi que des éléments soufrés. Cette boue conserve bien sa chaleur et de ce fait est très bien supportée par la peau. Enduite sur tout le corps, elle purifie la peau, et soulage les douleurs de l'arthrite et des rhumatismes.

Le psoriasis

Les premiers patients atteints par le psoriasis furent traités en 1958. Le psoriasis touche 3 % de la population mondiale. Actuellement, les malades n'ont à leur disposition que les corticoïdes obtenus sur prescription médicale et, dont certains effets secondaires sont particulièrement désagréables. Mais, en crise aiguë, leur utilité devient évidente. Les sels de la mer Morte ne présentent aucune contre-indication. Le climat est un élément complémentaire des bains de sel ou de boue. Les radiations solaires agissent directement sur la peau, mais aussi indirectement sur le système immunitaire.

Les traitements du psoriasis à la mer Morte apportent une amélioration dans 75 à 90 % des cas et réduisent considérablement la réapparition de l'affection.

Les autres affections de la peau

Les spectaculaires succès obtenus sur le psoriasis ont donné espoir aux patients atteints de quelques autres affections cutanées, en particulier sur de nombreuses dermatites atypiques et l'eczéma. Pour les dermatites aux démangeaisons insupportables pour les patients, le temps de guérison est plus long que pour le psoriasis (six semaines au lieu de quatre). Mais 97 % des patients ont une amélioration spectaculaire (*Source : Israël Ministry of Foreign Affairs,* 1er juillet 1999).

L'arthrite

À la mer Morte, un traitement sous surveillance médicale appliqué aux patients atteints d'arthrite est réputé soulager et supprimer la raideur et la douleur.

Des recherches cliniques démontrent que la balnéothérapie a un rôle important dans les traitements de l'arthrite des genoux, des hanches, ou de la colonne vertébrale. Toutes les affections articulaires inflammatoires ou non sont améliorées. Si la guérison n'est pas totale, le traitement réduit considérablement la souffrance et permet de limiter les posologies des traitements pénibles aux conséquences parfois dramatiques.

La chaleur et les minéraux sont appliqués de trois façons :

a) Thérapie par les compresses de boue ou fangothérapie : les patients sont enduits de boue minérale chauffée. La séance dure vingt minutes en une ou deux séances quotidiennes. La chaleur que la boue conserve très bien, la concentration en sels minéraux, et la détente forcée, favorisent un retour rapide à la guérison.

b) La balnéothérapie : les patients prennent chaque jour un ou deux bains de quinze minutes dans des eaux thermominérales enrichies de soufre.

c) Thalassothérapie : le patient prend quotidiennement un bain dans l'eau même de la mer Morte.

Les affections respiratoires

Les insuffisants respiratoires se trouvent considérablement soulagés du fait que la forte pression atmosphérique autour de la mer Morte contient jusqu'à 8 % de plus d'oxygène qu'au niveau de la mer. Les patients souffrants de bronchite chronique, emphysème, fibrose, insuffisances respiratoires, ou dépendantes d'un apport d'oxygène plus important, respirent nettement mieux de jour comme de nuit. Les asthmatiques bénéficient de l'air sec et de l'absence totale de pollution industrielle. Le taux d'oxygène sanguin s'élève très nettement.

On l'a dit, l'air est pur, sec, riche en oxygène, et dépourvu d'allergène, genre pollens et graminées divers.

Cœur et système cardio-vasculaire

Il a été observé que chez les patients qui avaient séjourné trois semaines à la mer Morte avant leur pontage coronarien, dans l'air relativement chaud de l'hiver, le rythme cardiaque n'était pas affecté après l'opération. Par contre, ceux qui ne s'étaient pas rendus à la mer Morte, souffraient ensuite de difficultés diverses et de dysfonctionnements diastoliques.

Dans les cas d'hypertension diastolique ou systolique, la tension chute chez les hypertendus et les patients normaux. La cure n'est donc pas interdite à ceux qui présentent une hypertension.

Beauté, soins et repos

Si les bains dans l'eau de la mer Morte, l'air, les boues et le soleil contribuent à traiter et guérir les malades, les bien portants, seulement fatigués et tendus, doivent d'autant mieux retrouver de l'énergie et accomplir leurs tâches quotidiennes en pleine forme.

Ils peuvent en profiter pour flotter sans effort dans l'eau de la mer et se prélasser dans les baignoires d'eau chaude de la même mer.

Cléopâtre et la mer Morte

Cléopâtre avait, rapporte une légende peu crédible, l'habitude de se plonger dans les bains de boue de la, déjà célèbre, mer pour soigner sa peau délicate. Pourquoi n'auriez vous pas, vous aussi, le droit de profiter d'un traitement de reine ou de roi !

Les bien portants peuvent se prélasser sous un soleil relativement moins dangereux que partout ailleurs (prudence, il ne faut surtout pas abuser des rayons du soleil en général).

Il leur reste encore à se rouler dans la boue noire pour stimuler leur circulation et hydrater leur peau pour un rajeunissement naturel.

Marcher et respirer cet air très riche en oxygène apportera dynamisme et jeunesse naturelle à tout leur organisme.

Pour les curistes en pleine forme, munis de chapeaux à large bord et d'une crème à écran total, les excursions sont nombreuses. Des grottes de Qumram à la visite des ruines laissées par les Esséniens, en passant par les merveilleuses oasis ou les chutes des bassins d'eau douce où l'on aperçoit des bouquetins et des hyrax, petits rongeurs parents éloignés des éléphants. Voilà un merveilleux dépaysement apaisant pour les cerveaux des citadins sous pression.

Traitements à domicile

Autour de la mer Morte, de nombreuses industries fabriquent toute une gamme de produits : masques faciaux à base de boue, sel marin, émulsions exfoliantes, crèmes, sels de bains. Avec toutes ces offres, les touristes peuvent, de retour dans leur pays, continuer à profiter des bienfaits de la mer Morte.

Le sel de la mer Morte, très riche en magnésium et pauvre en chlorure de sodium (sel), est important aussi pour les soins du cheveu.

De nombreuses marques commercialisent en France des produits issus de la mer Morte. Tous ne sont pas des soins de qualité. L'investissement financier exige que les produits soient parfaits afin d'optimiser les résultats.

Le chlore, le magnésium, le sodium, le calcium, le potassium, le brome sont présents à forte concentration dans les produits de la mer Morte. Vous devez exiger de les retrouver dans votre cure en institut ou à domicile.

Nous avons trouvé trois marques sérieuses qui commercialisent des soins très efficaces. Les ingrédients naturels ont été mis en pot de manière à en préserver les actifs et les bienfaits. Les minéraux ont donc gardé tous leurs pouvoirs.

– Voir adresses en Annexe 1 –

Chapitre VI

LA THALASSOTHÉRAPIE

1. UNE VIEILLE HISTOIRE

Le monde devient insupportable, les nerfs sont à fleur de peau, les kilos sont en trop, le teint est terne, les grasses matinées ne permettent plus de récupérer de la semaine éprouvante, les kilos en trop pèsent sur les genoux, les articulations sont rouillées au réveil. Il n'y a qu'une solution si vous ne voulez pas ingurgiter des kilos de médicaments, ou enrichir votre psy : la thalasso.

Si vous ne pouvez pas partir tout de suite une semaine, commencez par la formule très "mode" d'un week-end tous les deux mois. Vous verrez la vie en bleu clair dès le lundi matin après vous être fait câliner dans les baignoires à bulle, les bains d'algues ou de boue.

Un week-end rien que pour vous : soins, grand air, gastronomie gourmande, mais diététique qui se pratique de plus en plus dans les centres de remise en forme.

Hippocrate, Platon, Cicéron, Ambroise Paré, vantaient les bienfaits des eaux de mer et conseillaient à leur entourage de prendre des bains ainsi que de boire de l'eau de mer mélangée à d'autres breuvages.

Ce sont les Romains qui inventèrent les bains de boue pour soigner les douleurs articulaires. Ils mirent au point les eaux chauffées, et les bains de vapeur dans leurs célèbres thermes. Chacun se souvient de la légende du chien du légionnaire de Dax !

C'est au milieu du XVIIIe siècle, à Margate (Kent), en Angleterre, que le Dr Richard Russel créa le premier institut de soins marins. Les patients buvaient de l'eau de mer et prenaient des bains chauds.

Albéric de Palmaert dans son livre *"Un siècle de bord de mer"* (Éd. Ouest-France), rappelle que les estivants ne prennent des bains de mer que depuis le milieu du XIXe siècle. Mais les baigneurs ne se déshabillent pas encore. C'est en 1880 que le premier costume de bain pour femme apparaît : il ne comporte pas moins de six pièces !

Il faudra attendre 1920 pour que, sous l'influence de Coco Chanel, les premiers véritables maillots de bain fassent leur apparition.

2. DES CURES

Le *Guide 2004 des Centres de thalasso,* recense quarante-huit centres français repartis dans la Manche, l'Atlantique, et la Méditerranée. La concentration la plus forte se trouve sur l'Atlantique. Vous trouverez, classés par grandes zones géographiques, un état de tous les centres de thalasso en France, en annexe.

L'Espagne, la Crête, la Tunisie, le Maroc, et la Turquie offrent au public dix-sept centres au total, la Tunisie venant en tête avec sept centres.

Vous avez dit Thalasso

Une cure de thalasso ne peut se concevoir que le long des côtes qui offrent une alchimie d'éléments que l'on ne trouve nulle part ailleurs. Le climat marin, l'air, les algues fraîches, les sables, les fruits de mer frais offrent des éléments inégalables.

L'eau des centres de thalasso est puisée loin des rivages et soumise à des règles de propreté excluant tous germes ou traces d'hydrocarbure. Réchauffée à 32°, les principes actifs sont conservés.

La densité de l'eau de mer en chlorure de sodium favorise la flottaison du corps. De là, ses grands succès dans les troubles articulaires et musculaires.

En dehors des cures et soins dispensés en institut, il est conseillé de marcher le long des côtes, et de respirer les embruns thérapeutiques que la nature nous offre à l'instant où les vagues éclatent sur les rochers ou sur la plage. Les centres sur la Méditerranée ne peuvent pas offrir ce "plus" à leur clientèle, mais pratiquent des séances d'aérosols qui, par un fin brouillard, permettent de déposer des microparticules d'eau de mer dans les voies respiratoires.

Avant de définir quelle cure choisir, il est nécessaire de comprendre ce que signifient leurs différentes appellations, toutes efficaces.

Spa - Ces trois lettres apparaissent fréquemment sur les brochures des centres de remise en forme et de beauté où l'on pratique certaines activités de thérapie par l'eau. L'origine de ces trois lettres est la devise que l'on trouvait sur les murs des thermes romains "Solus por aqua", ce qui signifie "soigner par l'eau".

Thermes - Ces établissements sont installés sur les lieux mêmes d'une source naturelle d'eau chaude présentant une ou des caractéristiques particulières (teneur en fer, soufre).

Eaux thermales - L'établissement est situé sur la source elle-même. Il n'y a pas de transport de l'eau. Seul un forage est effectué pour mieux capter l'eau. Ces eaux sont souvent chargées en minéraux. La cure consiste à boire l'eau de la source, ou à bénéficier de ses minéraux par bain, irrigations, ou respirations de brouillards.

3. LA THALASSOTHÉRAPIE

Voilà une véritable occasion privilégiée pour échapper à sa famille, son travail ou aux contraintes générales d'une vie stressante. On peut y aller seul, en couple, avec des amis, en famille avec les enfants, ou entre copains. Des groupes ou des associations profitent d'une idée fédératrice (club de bridge, randonnées, club de foot, ou de karaté, club de 3e âge, etc.), pour venir, ensemble, retrouver une nouvelle santé.

On ne va pas en thalasso comme on va en cure : la thalasso permet d'améliorer sa forme, la cure a une visée thérapeutique.

Dès l'arrivée, une visite médicale est obligatoire et des bilans alimentaires, ou psychologiques peuvent être proposées en option.

Quels sont les soins proposés pour retrouver la forme ?

A) Les soins humides

Les différents types

Aérosol

L'eau de mer est diffusée sous forme de fines particules d'eau de mer, il est possible d'y ajouter des huiles essentielles spécifiques à la pathologie.

Algonisation

Soins anticellulite, à base de boues ou d'algues, complétés par de l'ionisation.

Algothérapie

Mélange de différentes algues marines broyées, appliquées en enveloppement épais et chaud. Elle favorise la décontraction musculaire, et atténue les états douloureux. La chaleur dilate les pores de la peau et provoque une légère vasodilatation favorisant l'absorption cutanée des oligo-éléments contenus dans les algues. Certaines toxines sont éliminées par le principe de sudation. L'action revitalisante est rapidement ressentie.

Aquagym

Gymnastique dans une piscine d'eau de mer réchauffée. Grâce au chlorure de sodium, le corps ne pèse plus que 10 % de son poids. Cet allègement permet de soulager tous les mouvements, de tonifier les muscles et retrouver (presque) sans efforts une nouvelle silhouette.

Bains bouillonnants

Soin individuel en baignoire qui associe un hydromassage percutant réalisé par le bouillonnement de jets dans le sens du retour veineux. Ce mélange d'eau de mer entre 34° et 37°, et d'air, parfois enrichi d'algues spécifiques, favorise une détente générale et l'oxygénation des tissus immergés.

Bains hydromassants

Hydromassage très puissant, localisé ou général, réalisé par des jets multiples suivant les trajets musculaires.

Boue marine - Fangothérapie

Immersion et immobilisation des mains et des poignets dans une boue d'algues chaudes. Soulage les douleurs et permet d'améliorer la souplesse des articulations des mains et des poignets. Les boues marines sont des paquets de vase ramassés à marée basse. Elles sont également très efficaces sous forme d'enduit pour lutter contre les troubles circulatoires et les maladies de la peau. L'argile contenue dans ces boues contribue à renforcer l'action des algues par sa faculté à produire et à retenir de la chaleur.

Les boues utilisées peuvent être naturelles (sans modification ou enrichissement). Il est bon cependant d'additionner de l'eau de mer aux boues. Parfois de l'argile est ajoutée au profit du curiste, mais la boue marine reste dominante dans l'application.

On redécouvre aujourd'hui les vertus de la boue. De toutes les boues : l'argile, la boue des volcans, du Vésuve, de la mer Morte, de la Réunion, des tourbières du Canada, du Colorado, le rassoul du Maroc, mais aussi de Dax et de Bretagne.

Les algues bleues ont démontré leur effet inhibiteur sur l'interleukine : elles réduisent les processus inflammatoires.

La boue est utilisée sous diverses formes :

– en bain, dans des baignoires individuelles.

– en massage ou application au pinceau.

– en cataplasmes : application chaude sur les parties du corps à traiter.

Les boues permettent de traiter les affections suivantes : amincissement, fatigue, déprime passagère, psoriasis, eczéma, douleurs articulaires diverses, troubles circulatoires, séquelles d'accidents vasculaires cérébraux.

Consulter le site : www.aci-multimedia.net/feminin/boue.htm

Dans les vases (limon), la dominante liquide est de l'eau de mer.

En Italie, des tourbes sont appliquées, les origines sont lacustres ou palustres. C'est la lente transformation des végétaux qui produit ces tourbes. Aux thermes de Vinadio et Valdieri, les tourbes sont le fruit de l'association d'eaux, en général de type sulfureux, avec une composante solide à base d'algues ou d'autres composants organiques marins.

À Abano et Montegrotto, le cataplasme suit le bain, la réaction de sudation et la séance de massage.

À Recoaro, on pratique une fangothérapie particulière qui utilise la boue d'ocre. Il s'agit de boue provenant de réservoirs d'eau ferrugineuse (fer). Elle est indiquée dans le traitement des arthropathies et dans les fractures.

Cascade

L'eau de mer tombant sur les épaules détend les muscles de la nuque.

Cavitosonic

Dans une salle d'ionisation, l'eau de mer (changée en vapeur, diffuse sous l'effet de la lumière) a un effet régulateur du système nerveux. La brume tantôt chaude, tantôt fraîche, constitue un stimulant de l'épiderme et du toucher.

Douche à affusion

En position allongée, le massage sédatif et relaxant est produit par une rampe de jets filiformes d'eau de mer. Certains centres de thalasso associent un massage à deux ou quatre mains. Nirvâna assuré !

Douche aromatique

Douche d'hydromassage vertical, muni de jets latéraux orientables, à pression variable. Une diffusion d'essences aromatiques mélangées à la vapeur d'eau de mer procure une sensation de détente.

Douche manteau et douche à jet

Soin individuel où une hydrothérapeute dirige sur vous un puissant jet d'eau de mer. Action décontracturante garantie. La douche à jet permet d'agir sur des localisations précises pour éliminer les surcharges graisseuses.

Enveloppement aux algues

L'algothérapie est un des soins les plus appréciés par les patients.

L'emploi des algues est une ancienne pratique facile à réaliser et toujours très efficace. Son application est une véritable éponge biologique.

Les algues atténuent les douleurs articulaires et musculaires.

Les propriétés thérapeutiques des algues sont nombreuses. En première activité, elles réhydratent les tissus, minéralisent par absorption cutanée tous les oligo-éléments et minéraux qu'elles contiennent. Les centres de thalassothérapie utilisent principalement le fucus, et les algues brunes des hauts-fonds. Les bains durent en principe vingt minutes, et les enveloppements chauds sur tout le corps, trente minutes.

Pédiluve

Un massage vasculaire des pieds et des jambes en eau de mer qui améliore la circulation retour. En complément logique l'hydrojambe doit être pratiqué. Dans un bain double de deux bassins remplis d'eau de mer à 10° de différence de température, munis de jets pour pieds et jambes, on pratique l'un et l'autre successivement. Une gelée d'algues est introduite dans chaque bassin. Excellent pour l'esthétique et le bien-être des jambes.

Drainage lymphatique

Massage très lent effectué dans le sens de la circulation sanguine, le long des ganglions lymphatiques. Il doit impérativement durer au moins une heure.

Massage

Ce soin individuel est effectué par un kinésithérapeute. Il suit scrupuleusement les indications du médecin du centre de thalasso.

B) Tous les massages du monde

De nombreux centres de soins de la mer, en France et à l'étranger, proposent une nouvelle gamme de massages traditionnels. Les traditions rigides et conventionnelles ont cédé face à la demande d'une clientèle exigeante et raffinée ayant goûté les délices des massages plus ou moins orientaux au cours de leurs voyages à l'autre bout du monde.

Si ces massages sont faits avec le respect des gestes originaux, c'est le paradis terrestre qui vous attend.

Amma

C'est un massage traditionnel japonais dont les masseurs étaient aveugles. Il est pratiqué le long des méridiens d'acupuncture. Au cours de ce massage, toutes les techniques d'étirements, balayages énergétiques, percussions et pressions sont appliquées.

Do in

Il est effectué par le patient lui-même après un enseignement rapide. Pratiqué le matin, il met en forme le corps et l'esprit pour toute la journée.

Massage californien

Son nom vient de Californie où le massage s'effectue à l'extérieur avec des huiles chauffées au soleil. Les mouvements sont lents, fluides, et suivent le rythme respiratoire du sujet pour l'amener progressivement à s'assoupir. Excellent en fin de journée pour préparer au sommeil.

Massage reichien

Ce massage spécifique s'accompagne d'un travail de la respiration. Il doit impérativement être pratiqué par une personne formée à cette technique très psychanalytique.

Palper rouler

Souvent utilisé pour traiter la cellulite, il est parfois un peu sensible pour ceux qui ont la peau "collée". Cette sensation de douleur laisse la place à un confort et une sensation indescriptibles.

Reiki

D'origine japonaise, cette technique mise au point par un moine catholique, s'inspire du traditionnel magnétisme occidental. Les résultats dépendent du thérapeute.

Réflexologie

Cette technique s'applique principalement sur les pieds, les mains et le visage. Une stimulation est pratiquée avec un doigt, ou un stylet à l'extrémité arrondie. Les zones sensibles correspondent à des organes précis que le praticien a appris à reconnaître.

Shiatsu

C'est l'équivalent du Do in (voir ci-dessus) à la différence que le massage japonais est pratiqué par un thérapeute.

Shirodhara

Massage hindou qui consiste à recevoir un filet d'huile de sésame tiède sur le front sur un trajet précis. Il est recommandé pour apaiser les migraines et les insomnies.

Massages sportifs

Il prépare les articulations avant l'effort, et soulage les contractures ou les traumatismes articulaires après l'exercice.

Massage suédois

Gestes énergiques, percussions, tapotements. Il est très apprécié des hommes qui souvent se plaignent des massages classiques réservés aux femmes, mais pas suffisamment toniques pour leur masse musculaire

Massage thaï

Pressions et étirements au programme. Ce massage favorise la détente et procure un coup de pouce énergétique. Dynamisme assuré à court terme.

C) À essayer avec la thalasso

Électrothérapie

De l'électricité sur les zones douloureuses. Vieille méthode, mais toujours aussi efficace. De légers picotements sont ressentis au cours de la séance. Pas d'inquiétude pour les peaux sensibles.

Le bain de sable (psammatothérapie)

Connues et pratiquées en Algérie depuis des millénaires,

les cures de sable ont largement démontré leur efficacité dans les traitements des douleurs rhumatismales.

C'est principalement en été et en pleine canicule que les cures sont pratiquées. Le patient est enseveli des pieds jusqu'au cou sous le sable chaud. La tête est protégée du soleil par un parasol. L'effet thermique est le principal facteur thérapeutique des bains de sable. Dans ces bains, les couches les plus superficielles de la peau chauffée deviennent elles-mêmes une source de chaleur et irradient les régions avoisinantes. La vasodilatation et la sudation sont la conséquence du réchauffement du corps provoqué par le sable chaud.

Toutes les douleurs rhumatismales peuvent bénéficier de ces bains de sable sauf en cas d'arthrite.

La durée est de trente minutes environ sous surveillance médicale stricte (ne jamais pratiquer seul sans surveillance avisée). Les contre-indications principales sont : tuberculose, manque de sensibilité thermique, cancers, inflammations, troubles cardiaques et circulatoires.

Au Japon, les rivages de Ibusuki dans la préfecture de Kagoshima sont connus pour leurs bains de sable chaud naturel. Depuis trois cent ans, les Japonais y viennent se faire ensabler jusqu'au cou. L'énergie thermique y fait jaillir des sources chaudes naturelles qui chauffent le sable à une température de 55°. Des trous de la longueur du corps sont creusés, à dix centimètres de profondeur. Une fois allongé, le corps est recouvert de sable chaud. La séance dure dix minutes.

Au XVIIIe siècle, sur le bord de la Méditerranée et du bassin d'Arcachon, il était fréquent de prendre des bains de sable quand celui-ci avait bien séché au soleil. La séance durait environ un quart d'heure.

Ostéopathie

Pratique médicale reconnue en Europe et en France depuis quelques années. Toutes les articulations peuvent être concernées par cette pratique. Toute la colonne vertébrale, muscles, ligaments, disques et vertèbres sont travaillés pour soulager douleurs, et tensions. Elle ne doit être pratiquée que par un praticien diplômé par une école d'ostéopathie anglaise ou européenne.

Hydrothérapie "Kneipp"

Bains de pieds ou de bras et douches alternant le chaud et le froid. L'abbé Kneipp (1821-1897) a codifié toutes sortes de traitements alternés suivant le problème à soigner. Les défenseurs de la douche écossaise affirment que le passage rapide d'une température corporelle extrême à une autre, tonifie l'état général du corps, en renforçant les défenses immunitaires et en stimulant le système endocrinien.

L'abbé Sébastien Kneipp fit connaître à ses semblables les bienfaits de l'eau, il s'efforça de guérir les malades par des procédés hydrothérapiques qu'il améliora de jour en jour, avec des exercices d'endurance : marche dans l'eau, dans la rosée du matin. Il conseillait les tisanes, les décoctions de plantes, une vie saine et reposante, une alimentation frugale près d'une nature calme et paisible. Il fut un religieux empirique.

Bains de foin (Autriche)

Bains dans du foin humidifié, légèrement chauffé, aux vertus curatives grâce aux herbes et plantes médicinales. Efficaces contre le stress, les rhumatismes, l'arthrose. Relaxent et stimulent le métabolisme et le tissu conjonctif.

La marche dynamique

Marcher le long du littoral de préférence face au vent ou à une petite brise, pour tonifier les capillaires. Vous améliorerez ainsi votre capital cardio-respiratoire. Suivant le lieu où vous effectuerez cet exercice, Manche, Atlantique ou Méditerranée, vous profiterez d'un climat tonique, iodé, riche en oligoéléments, sédatif ou sec.

Attention aux microbes

Si l'eau n'est pas correctement surveillée, sa température dans les bains à jets et autres bassins chauds favorise le développement de bactéries dont le mycobacterium avium et le pseudomonas aeruginosa qui peuvent présenter certains risques d'infection. La prudence s'impose, tant chez soi que dans les bains publics.

Pour prolonger la cure

Dans votre assiette : faites le plein de fer, iode et zinc. Profitez des Oméga 3 en consommant des poissons de mer, particulièrement du cabillaud et de la sole. Mangez des huîtres toute l'année, vous garderez la ligne en vous gavant d'oligoéléments. Faites une cure de spiruline et de chlorella.

Dans la salle de bains : utilisez les savons aux algues, les exfoliants marins. Les sels de bain au fucus, ou à la criste-marine tonifient l'organisme et dynamisent vos journées. Un bain au sel de l'Himalaya apaisera vos angoisses et vous procurera une nuit de bébé.

Dans la maison : diffusez des senteurs marines et fleuries avec un diffuseur d'huile essentielle.

Allumez des bougies "aqua motus"...

– Voir adresses en annexe II
de tous les centres de thalassothérapie –

Chapitre VII

LES ALGUES

1. DES ALGUES TRÈS UTILISÉES

Il existe plus de vingt-cinq mille espèces d'algues qui sont à l'origine des premières formes de vies sur terre. Les algues sont apparues dans notre monde, il y a probablement plus d'un milliard et demi d'années. On les différencie en trois grands groupes principaux : vertes, brunes, et rouges. Les plus anciennes de ces algues sont les algues rouges (rhodophytes). Ces algues produisent plus de la moitié de l'oxygène de notre planète en se nourrissant simplement de l'énergie solaire et des richesses du milieu aquatique.

Ces algues concentrent cinquante mille fois la plupart des oligo éléments présents dans l'eau de mer. Ces oligo éléments sont principalement le magnésium, le potassium, le zinc, le cuivre.

Certains auteurs de l'Antiquité, comme Virgile et Horace, ont méprisé les algues alors que Pline l'Ancien précisait que le fucus était utilisé dans la fabrication des rouges à lèvres.

Les médecins chinois savaient prescrire les algues dans de nombreuses affections dont le goitre.

Au Japon, les algues et leurs vertus sont depuis toujours exploitées. La médecine des traditions et l'agriculture se rejoignent pour exploiter les algues à des fins culinaires, car les algues sont très riches en oligo éléments, mais aussi en vitamines et surtout en protéines.

Les algues sont transformées en farine et introduites dans les aliments du bétail. Complémentées avec des minéraux dont le magnésium, le calcaire et le phosphore, ces farines apportent des propriétés médicinales très appréciables : antifongiques, digestives, et antibiotiques.

De nos jours, l'algue fait encore partie intégrante de la nourriture asiatique.

En France, la législation autorise la commercialisation alimentaire de douze algues. De nombreuses autres algues sont pourtant utilisées dans le monde.

Les algues sont utilisées dans d'autres domaines que la cuisine. La pharmacie utilise l'iode, mais s'intéresse depuis quelques années à des substances anticoagulantes comme la fucoïdine, et la laminarine. L'agriculture biologique utilise depuis très longtemps des sédiments marins, du lithotamne, des algues, des coquilles d'huîtres. Les algues fournissent un engrais 100 % naturel riche en azote, potasse, phosphate, vitamines, phytohormones, oligo éléments. Elles fournissent ainsi à la plante les nutriments utiles, à sa croissance. Le fort pouvoir de "rétention d'eau" garantit l'humidité dont la terre a besoin.

Depuis peu de temps, des hormones de croissance issues des algues sont utilisées en pulvérisation sur les cultures. Ces hormones sont les cytoquinines et les gibbérellines.

Les algues ascophyllum et fucus sont récoltées pour extraire, à froid, leurs hormones de croissance. Ces molécules, une fois stabilisées, peuvent entrer dans la composition de produits phytosanitaires. Il est utile de préciser que cet espoir de production nécessitera à court terme le prélèvement de quarante mille tonnes d'algues, et des emplois spécifiques à créer. *(http://ensaia.inpl-nancy.fr)*

Vacciner les plantes, Bernard Kloareg et son équipe de la station biologique de Roscoff y croient dur comme fer. Sans manipulation génétique, simplement avec des produits naturels respectueux de l'environnement et totalement biodégradables à base d'algues. Bernard Kloareg est un scientifique breton qui travaille en Bretagne. Membre de l'Académie des Sciences en 1999, chercheur au CNRS, il n'a pas oublié que son grand-père était goémonier.

Associé techniquement à l'entreprise Goëmar de Saint Malo qui pulvérise déjà ses produits sur des champs, il se concentre sur deux algues : laminaria digita et chondrus crispus.

"Vacciner les plantes ne consiste pas à les piquer une à une" déclarait-il dans un article du *Télégramme* signé David Cormier.

Les OGM très controversés pourraient trouver dans les traitements aux algues de très sérieux adversaires.

Consulter sur le net : *www.service.bretagne.com*
et lire le quotidien *Le Télégramme. www.auteuil.cnrs-dir.fr*
et *www.goemar.com*

2. L'ALGUE VERTE : UN NOUVEAU CARBURANT ?

Des chercheurs de l'Université de Bonn, en Allemagne, ont isolé le gène de l'algue verte responsable de la production d'hydrogène. En supprimant le soufre composant ces algues, celles-ci ne peuvent plus synthétiser de protéines. Les algues s'organisent et produisent de l'hydrogène à partir de l'énergie issue de la photosynthèse. Les chercheurs ont mis au point un milieu de culture de l'algue sans soufre forçant les algues à produire de l'hydrogène. Le gène modifié permet de doubler la production d'hydrogène. Ces recherches ont mis à contribution une entreprise californienne. À quand le moteur aux algues ?

La spiruline, une petite algue bleue connue pour produire une importante source de protéine, génère également un pigment bleu utilisé comme colorant alimentaire. De quoi réconcilier les partisans de la nature avec les chimistes de l'agroalimentaire.

3. LA MÉDECINE DES ALGUES

Les algues stimulent les échanges métaboliques, la circulation sanguine ainsi que le système endocrinien. L'iode et les oligo-éléments qu'elles contiennent renforcent le système immunitaire. Nos grands-parents s'appliquaient de la teinture d'iode sur les pieds pour se débarrasser de certains troubles cutanés, principalement des mycoses, champignons aussi inconfortables qu'inesthétiques. Il suffit encore, aujourd'hui, aux citadins atteints par cette affection de la peau d'exposer les parties contaminées au soleil et de marcher chaque jour dans l'eau iodée de l'océan Atlantique, de la mer du Nord, ou de la Manche, pour la voir disparaître.

Des algues sont supposées prévenir certains cancers, atténuant les effets de substances cancérigènes, ou favorisant reminéralisation ou calcification.

La cuisine des algues dont nous reparlerons dans un prochain chapitre contribue, pour sa part, à un bon équilibre nutritionnel, au maintien de la santé par son apport en iode, protéines, vitamines, enzymes, etc.

Algues à consommer

Les algues marines consommées par voie digestive, que ce soit sous une présentation pharmaceutique (comprimés, gélules, boissons, tisanes...) ou préparées dans de bonnes conditions de conservation de leurs composants (ne pas surchauffer la cuisson) apportent à l'organisme toutes les vitamines, minéraux, acides aminés susceptibles de lui manquer. Elles accroissent les défenses naturelles et renforcent la notion de terrain. Depuis quelques années, ces composants essentiels ont disparu des fruits et légumes issus des cultures intensives.

Autrefois, la médecine utilisait les algues brunes en raison de leur richesse en iode. Les médecins recommandaient de frotter du fucus frais sur les ganglions gonflés et enflammés. Avec les avancées de la pharmacie, les pommades et solutions iodées les ont remplacées.

Les rhumatismes chroniques, l'arthrose, les maladies cardio-vasculaires, les troubles de l'humeur et les dépressions nerveuses légères ainsi que certaines surcharges pondérales seront traitées par les algues.

Tous les enfants, mais également les adolescents, à chaque étape de leur croissance, en taille, mais aussi pour leur dentition, trouveront du magnésium marin, de la silice et du calcium dans beaucoup d'algues.

Actuellement le fucus est principalement conseillé pour favoriser la réduction de l'obésité.

Le fucus et l'ascophyllum entrent dans la composition d'environ cent vingt médicaments.

La pharmacie et la médecine ne peuvent plus ignorer le pouvoir thérapeutique des algues, véritables médicaments de la mer. Environ quatre cent cinquante millions d'Orientaux et les populations du Nord considèrent les algues indispensables comme compléments alimentaires et régulatrices des voies digestives. Une cure d'extraits d'algues laminaires réduit le taux de cholestérol après des repas riches en graisse (Dr Bestermon en 1957 cité dans *www.augrandcommerce.com*).

Diététiciens, naturopathes, kinésithérapeutes, helpraktikers, et médecins (très divisés), conseillent à leurs consultants de consommer des algues pour leur teneur en protéines qui, alliée à la présence de la vitamine B12, est capitale pour ceux qui excluent la viande de leur alimentation.

Les algues puisent dans la mer leur richesse d'éléments minéraux. Les vitamines contenues dans les algues sont nombreuses, mais la proportion varie d'une algue à une autre. Cette variation est due aux saisons. La provitamine A en forte concentration dans les algues rouges varie entre 2 milligrammes et 17 milligrammes pour cent grammes d'algues sèches. La vitamine C que l'on trouve principalement dans les algues brunes et vertes se trouve concentrée entre cinquante et trois cent milligrammes pour cent grammes d'algues sèches. La vitamine E est concentrée dans les algues brunes.

Ces fibres influencent le transit de l'estomac et de l'intestin grêle. Elles peuvent avoir des effets positifs pour lutter contre le cholestérol et la glycémie (*Le quotidien du médecin* du 31 mai 2002).

Toujours dans le même quotidien médical, on trouve une enquête auprès des consommateurs français qui considèrent les algues "bonnes pour la santé" à 88 % et surtout composantes de l'alimentation de demain à 52 %.

Ce qui freine la consommation des algues en France c'est le manque d'information pratique, car les utilisateurs ne savent pas, à 81 %, comment utiliser ou cuisiner les algues.

Les hommes sont plus consommateurs que les femmes, et la majorité des consommateurs en ont mangé pour la première fois au restaurant.

Nous comblerons partiellement cette carence dans cet ouvrage en vous présentant un chapitre sur la cuisine des algues.

L'intérêt des algues en alimentation humaine fait l'objet d'un intéressant dossier santé sur le site *www.caducee.net*, signé Béatrice Darcy-Vrillon.

Si vous consommez des compléments alimentaires, vous trouverez dans les algues la majorité des suppléments vitaux qui vous sont nécessaires.

Les contre-indications sont très limitées : allergie à l'iode et régimes hyposodés (sans sel) stricts.

Au Japon, l'alimentation est constituée à 25 % d'algues. Dans d'autres pays maritimes, les algues se trouvent sur les tables de toutes les couches sociales. En France, cette habitude, peu fréquente, est en progression constante. Les algues alimentaires consommées en France sont le plus souvent cueillies sur les côtes bretonnes en ce qui concerne la laminaria digita (fouet de sorcier), la porphyra rubra (laitue pourpre), la gracilaria gelidium (agar-agar), ou la chondrus crispus (carragaheen). Certaines algues d'importation sont cultivées sur les côtes bretonnes, et revendues aux Japonais, car les mêmes algues cultivées sur les côtes du Japon sont polluées par les métaux lourds.

Les algues apportent un confort intestinal grâce à leurs fibres et luttent ainsi contre une forme d'obésité alimentaire et métabolique.

L'iode est un important élément nourricier de la glande thyroïde, dont le fonctionnement est capital pour le dynamisme et le contrôle du poids.

Le manque d'iode favorise l'hypothyroïdie qui entraîne la prise de poids. Au contraire, un excès d'iode provoque une hyperthyroïdie qui entraîne nervosité et amaigrissements.

Les algues se consomment séchées, broyées, à saupoudrer, reparties sur la nourriture, mais aussi en comprimés, ou en gélules.

Index d'application thérapeutique des algues

Troubles pathologiques	**Algues**
Acidité gastrique	Lithothamne
Artériosclérose	Laminaria sag et fucus
Anémie	Spiruline Lithothamne
Arthrose	Ascophyllum Laminaria sag.
Cholestérol	Fucus
Chute de cheveux	Chlorella Spiruline
Cheveux cassants et fins	Spiruline-lithothamne
Circulation	Fucus
Constipation	Chlorella Agar-agar
Croissance	Lithothamne
Déminéralisation	Lithothamne
Fatigue	Spiruline
Hémorroïdes	Chondrus crispus
Mémoire	Chlorella Laminaria digit
Ongles cassants	Lithothamne Spiruline
Spasmophilie ou tétanie	Lithothamne
Surcharge pondérale	Fucus

4. LES ALGUES ROUGES

Certaines peuvent atteindre un mètre de long. Elles ont des formes et des couleurs attractives. Elles sont parfois utilisées dans de jolies décorations florales. On les trouve souvent à de grandes profondeurs car elles acceptent de se développer avec un faible éclairage.

Agar-agar (gelidium amansii)

L'agar-agar est principalement utilisé comme gélifiant dans la confection des puddings, le nappage des tartes, les glaces, les confiseries, les pâtisseries, les fromages fondus. La gelée est extraite de l'algue par ébullition sous pression. On en produit environ six mille cinq cents tonnes par an. Sur les emballages, cette gelée est répertoriée sous le code E406 des additifs alimentaires.

À des fins scientifiques, l'agar-agar sert à la fabrication de bases pour le développement de germes ou de micro-organismes dans des boîtes connues sous le non de "boîtes à Pétri". Son nom en japonais est *kanten* ce qui signifie "temps froid". En effet, cette algue est récoltée en hiver car le gel et le dégel font partie du processus de fabrication.

Cette algue est très riche en mucilage, c'est la raison pour laquelle l'agar-agar est souvent utilisé comme laxatif car dans les intestins, elle garde l'eau qui s'y trouve et gonfle en stimulant l'expulsion naturelle. Pour les mêmes raisons, elle est utilisée dans certains cas d'obésité.

Le mode d'emploi sur Internet d'après : *www.jardinouvert.com* est le suivant :

– En poudre, une cuillerée à café (un gramme) : en prendre une à trois cuillerées dans de la purée ou de la confiture.

– Dans les cures contre l'obésité, prendre avant les repas une infusion calmante avec une cuillère à café de poudre d'agar-agar (le goût est très désagréable).

Lithothamne (lithothamnium calcareum)

Cette algue rouge de petite taille (moins de dix centimètres), perd sa couleur au séchage pour devenir blanche. Très riche en éléments minéraux, elle contient de fortes proportions de calcium (de 25 à 45 %) mais aussi du magnésium, du fer, et des oligo éléments cristallisés sur son thalle (rameau). Ce dépôt fait penser à la pierre (lithos) ou à un petit corail blanc appelé maëri.

Cette algue est riche en carbonate de calcium possèdant des propriétés anti-acides, mais surtout apportant du calcium sous une forme parfaitement assimilable.

Le carbonate de calcium neutralise l'acidité gastrique et permet d'agir contre les maux d'estomac, reflux, aigreurs, brûlures.

Le lithothamne est conseillé dans les cas de tendinites, de crampes, de déminéralisation ou de rhumatismes. Ses effets sont renforcés, s'il est associé à des plantes spécifiques comme la reine des près, ou l'harpagophytum.

Il lutte contre les champignons cutanés du candida responsable des candidoses qui se développent plus facilement sur un terrain acide.

En application externe, son pouvoir désincrustant et absorbant fait de cette algue un produit utilisé pour la confection de cataplasmes et d'enveloppements pour les centres de thalassothérapie et d'esthétique. On l'utilise également pour la fabrication des bains d'algues et de sels de bain. Elle contient en moindre quantité, fer, soufre, cuivre, manganèse, zinc, et en faible quantité de l'arsenic minéral, du cadmium, du mercure, de l'iode, du plomb, de l'étain.

Merveilleux lithothamne

Le lithothamne aide aussi à lutter contre les inconvénients des anti-inflammatoires et des corticoïdes sur l'estomac.

Les peaux sèches, les ongles et les cheveux secs et cassants, les crampes ou spasmes musculaires, les dents et les mâchoires fragiles seront nettement améliorés par le lithothamne, en complément des conseils alimentaires des spécialistes de la nutrition.

Pour être actif, le lithothamne doit être pêché vivant et non pas récupéré sur la côte, rejeté par la mer.

Cette algue fait l'objet, de la part du Conseil Supérieur de l'Hygiène Publique de France, d'un avis favorable pour une utilisation en alimentation humaine.

Son action desquamante débarrasse la peau de ses cellules mortes et stimule la macro circulation, ce qui facilite la pénétration des actifs marins. La peau retrouve douceur et souplesse car le lithothamne nettoie en profondeur.

Pratique : en règle générale, on conseille de mélanger un tiers de Lithothamne avec deux tiers d'eau tiède jusqu'à obtention d'une préparation homogène. Appliquer la préparation sur le corps et procéder par mouvements circulaires. Rincer à l'eau.

Diététique : toutes les formes de présentations sont très riches en calcium, fer et magnésium. Des capsules de quatre cent milligrammes sont couramment prescrites à raison de six par jour afin d'apporter environ 80 % de carbonate de calcium pour 10 % de carbonate de magnésium. À n'utiliser que dans le cadre d'un régime alimentaire équilibré et varié.

Agriculture : le calcium et le magnésium sont les deux éléments principaux pour la plante. Pour le sol, il apporte une trentaine d'oligo éléments.

Dulse (palmaria palmata ou rhodyménie palmé)

C'est une algue rouge violacée de taille moyenne (quarante centimètres à un mètre).

Elle vit fixée sur les rochers au niveau des basses mers et jusqu'à une profondeur de trente mètres. Comme toutes les algues, il y a une période favorable pour la récolter. La période favorable se situe d'août à octobre.

Elle est consommée traditionnellement dans certains pays anglo-saxons ainsi que par tous les peuples côtiers d'Europe de l'Ouest. Sa texture est douce et sa saveur salée prononcée.

On la consomme crue ou cuite après l'avoir fait tremper comme les autres algues. Elle agrémente considérablement les soupes, et les salades. Elle est dotée de propriétés reconstituantes et tonifiantes, s'avère très riche en vitamine C ainsi qu'en fibres alimentaires.

Comme de nombreuses algues rouges, la dulse contient une dose importante de protéines qui peut représenter 24 % de son poids sec. Elle possède une forte concentration de minéraux particulièrement de magnésium et de fer. Elle est dotée de propriétés reconstituantes et tonifiantes, ainsi que de propriétés intéressantes dans les cas de troubles circulatoires.

Nori (porphyra umbilicalis)

Cette algue pourpre de dimension moyenne mesure environ soixante centimètres de long. Sa récolte s'effectue de mai à octobre.

C'est probablement l'algue la plus consommée dans le monde : sa richesse en protéines représente 47 % de son poids sec. De plus, elle est très riche en acides gras polyinsaturés, vitamines A et B et provitamines A. Sa richesse nutritive exceptionnelle est très intéressante dans notre alimentation moderne.

Les consommateurs de cuisine asiatique la connaissent très bien puisque cette algue tapisse les fameux sushi.

Une recette nous est proposée (merci à la société SETALG) :

Pour faire des rouleaux entourés d'algues, posez votre feuille de nori à plat.

Tapissez la feuille de nori avec du riz pour sushi sur toute la surface et ajoutez le ou les ingrédients de votre choix : thon, saumon, concombre, radis japonais, crevette cuite, œufs de saumon, que vous placez au centre de la feuille sur toute sa longueur. Roulez le tout et coupez en six morceaux.

Prévoyez d'ajuster la taille de votre feuille d'algue en fonction de la quantité d'ingrédients.

L'algue nori peut être consommée dans les soupes, les salades ou les entrées.

Les feuilles pour sushi sont cultivées et récoltées en Corée.

Cette algue est particulièrement riche en calcium, fer, iode, vitamines A, B2, B6, B12 et acide folique (B9), ainsi que de nombreux acides aminés dont la leusine, la glutamine, et l'alanine.

5. LES AUTRES ALGUES

Laitue de mer (ulva lactuca)

Sous cette dénomination se cachent des algues vertes très répandues sur le littoral Atlantique. Ces algues en lamelle sont de petites dimensions, de cinq à trente centimètres. On récolte la laitue de mer de mars à novembre. On l'utilise comme ingrédient dans les soupes et on peut aussi la consommer en salade. Tendre sous la dent, mais également de couleur vert tendre, elle s'accommode de toutes les préparations culinaires, y compris les viandes et les poissons.

Sa richesse en provitamine A est exceptionnelle. Mais ce qui est encore plus étonnant, c'est sa richesse en magnésium qui peut atteindre près de 3 % de sa matière sèche. Le potassium n'est pas oublié, car cette algue en contient à hauteur de 5 % de sa matière sèche.

On peut consommer la laitue de mer crue ou cuite.

Vert translucide, cette espèce vit dans des zones peu profondes – moins de dix mètres – et bien éclairées. Comme le phytoplancton, elle s'épanouit dans les zones de surabondance de lumière et de sels minéraux nutritifs.

Haricot de mer (himanthalia elongata)

Cette algue brune, de un à deux mètres de long, présente des lanières de deux centimètres de largeur. Elle vit fixée sur des rochers à la limite des plus basses mers. Elle possède des propriétés tonifiantes et minéralisantes. Elle est très riche en vitamines C.

Le haricot de mer affectionne les zones de marées à forte amplitude. Il est ramassé de mars à octobre au cours des grandes marées. On les cuisine comme les haricots de jardin en les chauffant à la vapeur ou en les faisant rissoler dans du beurre avec d'autres légumes. Le haricot de mer accompagne tous vos plats à base de produits de la mer.

Criste marine (crithmum matinimum)

Connue également sous le nom de "perce-pierre".

Cette plante médicinale de trente centimètres environ, est solidement ancrée dans les rochers et les sables marins. Traditionnellement, on la récolte de juin à août. Esthétiquement, c'est une algue très belle, d'un beau vert luisant, avec des feuilles bien charnues.

C'est la princesse des algues. Vous l'utiliserez sous ses trois principales présentations.

En cuisine, vous apprécierez son parfum qui dégage un arôme exceptionnel qui se marie parfaitement avec le poisson : il est impardonnable de l'oublier ! Elle s'accommode très bien avec le riz et les salades cuites.

Son huile essentielle (H.E.) est utilisée en cosmétique.

En thalassothérapie, il est fréquent d'en faire des cataplasmes.

En tisane, elle élimine progressivement la cellulite. Inutile de doubler les doses conseillées par les laboratoires, seule la durée vous assure de l'efficacité. On peut la conserver l'hiver dans du vinaigre ou dans du gros sel.

Fucus, varech, goémon (fucus vesicolosus, fucus serratus)

Varech, fucus, goémon, des noms différents pour une même variété d'algue. Le fucus se développe dans des zones à marées. Vous n'en trouverez pas en Méditerranée. L'algue doit être immergée régulièrement deux fois par jour. Elle est fixée aux rochers par un disque de calcaire marin excessivement résistant. Les algues de cette variété sont reconnaissables par les petits flotteurs (bulles) que l'on aperçoit le long de la nervure.

Le fucus contient des glucides particuliers nommés "fucanes".

Il semble qu'ils exercent un effet anticoagulant identique à celui de l'éparine commercialisée en pharmacie. Certaines fucanes paraissent posséder des propriétés anti-tumorales de par leur action sur le système immunitaire. Ces propriétés ne sont pas exploitées, mais des recherches sont en cours.

Le fucus des mers froides contient des substances qui ne sont pas digestibles, mais qui coupent l'appétit et luttent contre la constipation.

L'iode et les minéraux de l'eau de mer concentrés par ces algues, soutiennent le métabolisme, en particulier la glande thyroïde.

En ce qui concerne la perte de poids, il est courant de consommer du varech qui contient de l'iode censé faire maigrir. En 1990, la commission E (en Allemagne, c'est le seul organisme officiellement mandaté par un gouvernement pour évaluer l'efficacité des plantes médicinales), ainsi qu'une étude publiée en 1996 indiquent que le varech comme adjuvant à un traitement amaigrissant ne s'est pas révélé efficace (consulté sur *www.passeportsante.net*).

Attention récolte !

Si vous récoltez vous-même votre varech, ou votre fucus, surveillez bien à n'être pas à proximité d'un centre nucléaire ou d'une usine chimique. Nous vous conseillons de vous procurer et de ne consommer que des algues certifiées consommables après analyse par un laboratoire, et garanties par le vendeur.

Le Dr D'Adamo auteur du livre *"4 groupes sanguins, 4 régimes"* écrit : *"Où le cancer veut coller, nous voulons le faire glisser".*

Le Dr D'Adamo mentionne que le fucus vesicolosus est particulièrement salutaire pour les personnes du groupe sanguin "O". Le Dr Greg Kelly, ND sur *www.abovie.com* écrit : *En raison de son contenu en fucose, ça ne devrait pas être une surprise de constater que le fucus vesicolosus, est un inhibiteur efficace d'invasion des cellules des tumeurs, avec une activité modeste anti-tumeur.*

D'après la même source, le "fucoidan" trouvé dans le fucus vesicolosus empêcherait la croissance de plusieurs bactéries et virus. Semblent concernés, l'herpès, le cytomégalovirus humain entre autres. Certaines souches de candida, d'E. Coli ainsi que toutes les souches testées des "meningetidis de Neisseria". Le Dr D'Adamo affirme que le fucus vesic. est spécifique pour bloquer l'adhérence de l'helicobacter pylori qui induit des ulcères et des gastrites. Dans certains cancers de l'estomac, on retrouve cette bactérie.

Pour traiter des affections aussi graves, nous conseillons au lecteur de ne pas pratiquer d'automédication, mais de consulter des médecins informés de ces découvertes. Le fucus, dans des traitements lourds, peut-être généralement associé aux médicaments pharmaceutiques classiques.

Pour ceux qui veulent en savoir plus, nous vous conseillons les sites suivants : *www.abovie.com* et *www.dadamo.com*

Si vous consommez beaucoup, ou régulièrement du varech, fucus, ou goémon, prudence si votre médecin vous prescrit du lithium, de l'insuline ou des hypoglycémiants, ainsi que des laxatifs. Ces algues peuvent diminuer ou augmenter les effets des médicaments. Il convient donc de lui en parler.

En agriculture, depuis la nuit des temps, les peuples du littoral breton se servent du varech comme engrais. Les Anglais et les Irlandais produisent également un engrais à base de varech utilisé en agriculture biologique.

En Europe, le varech est transformé en une matière nommée alginine qui trouve son application comme liant en alimentation (charcuteries, desserts, crèmes glacées.)

Chondrus crispus (lichen carragheen - mousse d'Irlande)

Le chondrus crispus est une algue rouge touffue de petite taille (cinq à quinze centimètres) qui se fixe sur des rochers ou des graviers ensablés et que l'on trouve à des profondeurs de six à huit mètres. Ses frondes sont aplaties et sa forme caractéristique évoque un éventail. On la récolte à la main ou par bateau, sur les côtes, les jours de grande marée de mai à septembre.

Quelques mots d'histoire

C'est dans le comté de Carragheen, au sud de l'Irlande, que commence le fabuleux destin de cette algue. L'histoire dit que les habitants avaient l'habitude d'utiliser cette "mousse" pour faire des pommades et des flancs. Les Irlandais constatèrent au cours de la colonisation de l'Amérique du Nord, vers 1700, que leur mousse était présente sur les côtes du Massachusetts.

On rencontre cette algue rouge au Canada, dans la province du Maine, mais également en Espagne et en Bretagne où on l'appelle encore souvent pioka.

Quelles utilisations ?

Son utilisation en alimentation humaine fait l'objet de la part du Conseil Supérieur de l'Hygiène publique de France d'un avis favorable. Le chondrus est riche en vitamines A-C-E et B, en oligo éléments principalement en cuivre, fer, bore, iode et fluor, dix-huit acides aminés, Oméga 3-6 et 9.

Cette richesse la fait apprécier par la médecine. Elle a été utilisée pour traiter les troubles digestifs, type brûlures d'estomac et gastrites. Dans certaines régions, des médecins la conseillaient pour traiter la toux et les bronchites (S.Talaj & Dr A.S Czechowicz dans leur livre *Herbales remedies,* Melbourne 1989).

Elle semble reconstituer les tissus conjonctifs de l'organisme (cartilages des articulations). Elle hydrate l'organisme, aide à éliminer la cellulite et traite certaines maladies de peau (Dr A.B Howard, *Herbal Extracts,* 1990, consulter sur le web *www.herbespures.com*).

Cette algue n'est comestible qu'après cuisson. On peut la servir comme légume ainsi que dans les soupes ou certains plats de poissons ou de viandes mijotés.

Vive la cuisine !

Si vous lisez le code E407 sur un emballage alimentaire ne soyez pas inquiet : il s'agit du code sous lequel le chondrus crispus et les carraghénanes sont répertoriés par l'Union Européenne.

La K-caséine et les carraghénanes sont régulièrement utilisés pour former un gel dans l'industrie laitière.

Vous en trouverez également dans les soupes toutes prêtes à réchauffer. Vous constaterez que ces soupes sont gélatineuses au moment où vous ouvrez l'emballage. Une fois versée dans une casserole, cette gelée disparaîtra dès les premiers instants de chauffage.

Aux États-Unis, les viandes en conserve sont stabilisées et présentent un bel aspect grâce à cette gelée.

Mais partout dans le monde, vous en trouverez dans beaucoup de bière, parfois dans le vin, la viennoiserie, les sauces ; et bien entendu dans les desserts ou les glaces.

Il est probable que chacun de nous utilise cette gelée une ou deux fois par jour en se brossant les dents, car les carraghénanes contribuent à l'aspect et à l'efficacité de notre dentifrice quotidien.

Ils servent encore d'anti-acide et de protecteur de la paroi de l'estomac et de l'intestin dans l'industrie pharmaceutique.

Si vous consommez des olives préparées du commerce, vous pouvez constater une partie rouge au centre de l'olive à la place du noyau. Non, ce n'est pas du piment rouge, c'est une pâte de carraghénanes !

Les crèmes à raser, les shampoings les sirops et les fruits confits en contiennent.

Même votre animal domestique n'y échappera pas : dans ses boîtes de viande en conserves, il en trouvera.

Chaque année, sur les côtes de Sénégal plus de dix mille tonnes de ces algues s'échouent et pourrissent.

Les Sénégalais souhaitent récolter et exploiter cette source naturelle providentielle. Un professeur canadien de biologie marine de l'Université de Nouveau Brunswick, Thierry Chopin, travaille sur les conditions idéales de développement et d'amélioration de la qualité des algues.

La salicorne (salicornia fructicosa)

Les Anciens nommaient cette plante "bâton d'eau de mer", aujourd'hui le nom de "cornichon de mer" est son nom populaire.

On trouve cette petite plante à proximité des marais. Ses rameaux cylindriques sont gorgés de sa sève saline. La salicorne se rencontre dans les vasières de bord de mer ainsi qu'à proximité des marais salants bretons.

Son nom commun de cornichon de mer lui vient d'un mode de préparation qui consiste à faire macérer la plante dans du vinaigre comme les cornichons.

Préparée en bocaux comme les cornichons, elle y perd beaucoup. La mode aidant, certains commerçants la vendent trop cher (de cinq à huit euros les deux cents grammes).

À déguster

En Angleterre, des professionnels de la mer ramassent et exploitent cette plante qui vit les pieds dans l'eau de mer. On la trouve facilement dans les secteurs vaseux. Il faut la cueillir jeune de juin à fin août ; après cette période elle est trop fibreuse. Agréable à manger, fraîche, seule, en accompagnement des plats de poissons de mer ou de rivière, elle est agréable pendant les saisons chaudes de l'été en assaisonnement de toutes les crudités.

Ils privent ainsi de nombreux touristes d'une plante marine à mieux connaître.

6. OÙ LES TROUVER ?

Pour ceux qui n'ont pas la chance de vivre au bord de la mer ou d'une mer dans laquelle on peut aller cueillir des algues, il est possible de s'en procurer dans tous les magasins de régime et autres boutiques "nature".

Vous en trouverez en moyennes et grandes surfaces dans un flacon transparent à couvercle bleu, commercialisé sous la marque "Ylios". Ces algues sont au nombre de quatre. Le nori, la dulse, l'ulves, la salade de la mer (dulse, nori, laitue de mer). Le court-bouillon aux algues est une diversité de la gamme épices de cette société. Un livret de suggestions de consommation permet aux néophytes d'incorporer les algues aux salades, aux légumes, aux préparations à base d'œufs, aux viandes, aux produits de la mer ainsi qu'aux pâtisseries. Les algues proviennent du plus grand champ d'algues d'Europe, situé dans l'archipel de Bréhat, site classé Natura 2000, dont l'objectif est de contribuer à préserver la diversité biologique et d'assurer le maintien des habitats naturels de la flore et de la faune sauvage d'intérêt communautaire [1].

Ce livret gratuit, que vous trouverez sur le présentoir des algues en pot, est une bénédiction pour ceux qui sont tentés par la cuisine aux algues et qui souhaitent la découvrir "en douceur".

– *Voir adresse en annexe 1* –

Le comptoir des algues *Thalado* propose un catalogue d'actifs marins : A.D.N. marin, ascophyllum nodosum, chitine,

1. *Rajeunir jusqu'à 100 ans*, p. 171-176.

christ marine, fucus, huile marine, lamarina, liposomes marins, phytoplancton marin, spiruline, thalasso base eau de mer déshydratée en poudre, la gamme de produits de confort, de thalasso et d'esthétique est très complète. Pour les visites éducatives en mer ou en salle, il est conseillé de contacter directement le Centre, qui fonctionne presque toute l'année.

– *Voir adresse en annexe 1* –

Chapitre VIII

LA GASTRONOMIE DE LA MER

1. EN GUISE D'INTRODUCTION

Pourquoi la mer est-elle salée ? La réponse a été donnée sur le site *www.ens-lyon.fr/Planet-Terre/Infosciences*, par Francis Albarède, professeur à l'École Normale Supérieure de Lyon, en novembre 1999.

En résumé : le sel de mer provient de l'action des eaux de ruissellement, et des eaux souterraines sur la croûte continentale. Les ions (Na, Cl,...) apportés par les rivières se concentrent dans l'eau de mer car ces éléments sont peu réactifs avec les particules et les minéraux marins. Les ruissellements nouveaux et les altérations des sels s'équilibrent, ce qui explique que la salinité de l'océan ne varie presque plus avec le temps.

Une théorie en cours d'expertise mérite un minimum de prudence avant d'en parler à vos amis scientifiques. Je vous la livre telle que je l'ai lue sur le site très sérieux de *"ens-lyon"*

"Une théorie concurrente parfaitement crédible de la salinité de l'eau de mer maintient qu'un jeune marin breton reçut de sa mère un petit moulin à sel destiné à lui permettre de saler sa soupe lorsqu'il partait en mer. Le problème est que les appareils électroménagers de ce temps-là nécessitaient l'emploi de formules magiques qui tenaient lieu d'interrupteurs on/off. Ayant un beau jour oublié le mot magique qui arrêterait le petit moulin et ne voulant par sombrer avec son bateau qui s'emplissait de sel, le marin dut se résoudre à jeter l'ustensile par-dessus bord".

À vous de choisir l'une ou l'autre théorie.

2. LE SEL

Consommé en trop grande quantité, le sel peut être nuisible à la santé. La consommation de trois grammes et demi par jour est indispensable pour maintenir le corps en vie. Son rôle est capital pour l'hydratation du corps, surtout dans des climats de forte chaleur, afin de compenser les pertes de sodium dans la transpiration. La cuisson à trop forte température dénature la saveur des aliments tout en détruisant les vitamines, oligoéléments et sels minéraux qu'il contient. Les aliments ainsi dénaturés obligent à saler pour effacer la saveur fade provoquée par la cuisson. La cuisine réalisée par l'omnicuiseur David permet de cuire à une température basse (85 °C) préservant le sel présent naturellement dans la plupart de nos aliments. Un repas peu salé évite de boire trop au cours du repas, ce qui facilite la digestion.

L'industrie alimentaire britannique a annoncé sa volonté de réduire de 10 % le taux de sodium dans les aliments préparés (soupes, sauces, céréales...).

Il a été démontré cliniquement que, diminuer de 25 % la quantité de sel présent dans le pain, n'alterait pas son goût

> ***Attention au sel !***
>
> *En janvier 2005, la Fédération britannique pour l'Alimentation, qui est l'autorité officielle de l'industrie alimentaire, a édité un guide sur les conséquences fâcheuses d'une alimentation trop salée. L'ouvrage "Salt and your Health" éduque le consommateur sur le choix nutritionnel et l'habitue à interpréter les informations portées sur les emballages alimentaires. Accroître les risques cardio-vasculaires et augmenter l'hypertension sont les principaux risques d'un excès de sel.*

tout en permettant au consommateur de ne pas modifier son alimentation vis-à-vis de cet aliment nécessaire à son équilibre nutritionnel.

L'information est parue dans *www.senioractu.com*, lettre à laquelle nous ne pouvons que vous inciter de consulter (gracieusement).

3. LES ORIGINES DU SEL

Le sel a trois origines :

– **La mer :** le sel est obtenu par évaporation naturelle, soit sous l'effet de la chaleur du soleil, soit industriellement par chauffage dans des chaudières industrielles. Quand il est obtenu par évaporation dans les marais salants, sa richesse en oligo éléments et sa saveur sont préservées.

– **Les sources d'eaux salées** dont le sel est extrait par la chaleur.

– **Les mines de sel ou les lacs salés** : l'extraction se pratique dans des mines à ciel ouvert ou en galeries exploitant des gisements fossiles (sel de l'Himalaya) ou à la suite de mouvements et plissements tectoniques (grand lac de l'Utah aux États-Unis), sel de la mer Morte pour les soins dermatologiques.

Le sel de cuisine ou chlorure de sodium a pour formule chimique Na Cl.

Le sel blanc naturel provient souvent de la Méditerranée. Les salines de l'Atlantique produisent un sel plus coloré (rose, bleuté, émeraude). Les algues et le plancton de l'Atlantique produisent un sel rosé, bleuté, mais toujours plus gris que celui de la mer Méditerranée.

La célèbre fleur de Guérande est récoltée ou plutôt écrémée avec patience par le paludier grâce à une “lousse”, large planche de châtaignier de petite épaisseur. Cette planche forme un angle de 30° avec le manche afin de permettre un déplacement de l'outil à la surface de l'œillet. La fleur de sel est constituée de cristaux fins flottant à la surface et présente des nuances rosées en raison de forte teneur en iode.

Cette teinte rosée est également due à la prolifération d'une algue rouge microscopique “dunaliella” qui lui donne des reflets rosés.

La teneur réduite en sodium du sel de Guérande laisse une place de choix au chlorure de magnésium (magnésium biodisponible) ainsi qu'au calcium et au potassium, sans oublier le cuivre, le manganèse, le fer, le zinc le fluor et l'iode. Non raffiné, non lavé, sans additifs, il est 100 % naturel *(http://fduverger.free.fr)*.

Le Dr Le Goff précise que le sel blanc raffiné est traité par une batterie de procédés physiques et chimiques pour isoler le chlorure de sodium. Ensuite des additifs chimiques y sont mélangés pour faciliter le saupoudrage et obtenir une blancheur recherchée. On peut l'appauvrir en sodium pour produire un sel désodé et allégé pour les malades atteints de pathologies spécifiques. La législation permet de l'enrichir en iode ou en fluor selon des proportions imposées pour une sécurité sanitaire. Cependant, la loi ne permet pas au fabricant de faire état des bienfaits de l'additif. La consommation moyenne est de dix grammes/jour, soit près de quatre fois la dose recommandée.

Dans un rapport remis en 2000 par un chercheur de l'INSERM, il est précisé que l'excès de sel serait à l'origine de plus de soixante-quinze mille accidents cardio-vasculaires et de vingt-cinq mille morts. Le sel tue cinq fois plus que la route où l'on déplore, pour 2005, près de cinq mille décès. Ce rapport souligne ses méfaits sur les organismes des nourrissons, les personnes en surpoids, ainsi que sur les personnes âgées. Ce n'est pas tant le sel en salière qui est mis en cause, mais le sel caché dans de nombreux aliments dont les charcuteries, les soupes industrielles (quatre-vingts à cent dix grammes de sel par litre), les fromages et les plats cuisinés.

Pour comparer, sachez qu'une seule cuillère à café rase contient cinq grammes de sel.

Depuis ce rapport, il semble que les industriels de l'alimentation aient révisé les rations de sel à la baisse. Soyez vigilants et lisez bien les emballages de ce que vous achetez.

En dehors de l'alimentation, le sel est utilisé dans d'autres domaines :

– l'agriculture : désherbant, aliments du bétail, pierres à lécher pour le bétail.

– la pharmacie : sérum et hémodialyse.

– les cosmétiques : bains pour le thermalisme et la thalassothérapie.

– l'industrie : dans le chlore pour les électrolyses à cathode, la soude caustique et le carbonate de sodium pour fabriquer du savon, des détergents, des pâtes et papiers, du verre, des explosifs, des solvants, etc.

– le traitement de l'eau : adoucisseurs et lave-vaisselle.

– le déneigement : des routes l'hiver.

Consulter le site très bien documenté du journal scientifique *Cassiopée (www.crdp.ac-bordeaux.fr)*

Teneur en sel des principaux aliments marins
Teneurs en sel exprimées en milligrammes/cent grammes de matière

Huîtres	1 175
Crabes, crevettes	1 000
Moules	725
Colin	200
Morue fraîche	140
Morue séchée	5 750
Sole	375
Hareng fumé	1 750
Hareng saur	2 500
Sardine à l'huile	2 000

Parmi les fausses rumeurs qui ont la vie dure, citons celle qui consiste à dire aux adolescents “si tu mets trop de sel, tu auras de l'hypertension à l'âge mûr”. Des études sérieuses et scientifiques ont démontré que ces pseudo-conseils étaient sans fondement. L'hypertension a diverses causes, et l'excès de sel n'est nuisible que chez les personnes hypertendues pour d'autres raisons (stress, dérèglement hormonal, kystes ou tumeurs sur des organes vitaux, telles les glandes surrénales, abus de pilules anticonceptionnelles et de vasoconstricteurs nasaux).

Se priver de sel n'évitera pas l'hypertension. Cependant, il est parfois nécessaire de saler pour remonter la saveur des aliments, si le mode de cuisson l'a détruite.

Nous pensons que le tabac, l'alcool, le manque d'exercice, et la consommation immodérée des sucres industriels provoquent, chacun individuellement, beaucoup plus de dégâts sur notre santé que le sel.

La consommation de corticoïdes impose de suivre un régime sans sel strict. Du sel, en faible quantité, doit être cependant consommé pour assurer au corps le minimum nécessaire. Demandez conseil à votre praticien, car les usages médicaux en ce domaine évoluent rapidement.

Du sel avec raison

Réduisez votre consommation de sel industriel caché dans les aliments au profit des sels complets dont nous vous avons parlé.

Consommez des végétaux en plus grande quantité et laissez les viandes. Le potassium contenu dans les fruits et légumes vous apportera le dosage nécessaire pour équilibrer les fortes doses de sodium. Ne salez pas systématiquement vos plats sans les avoir préalablement goûtés.

Pour rehausser la saveur de certains plats, sans avoir à saler, assaisonnez avec des mélanges d'algues, d'herbes aromatiques et de sel de l'Himalaya. Pensez à la cuisine asiatique qui utilise le tamari à la place de notre sel. Cette sauce de soya fermenté peut agrémenter favorablement tous les plats de notre cuisine. Préparez vous-même un mélange avec de l'huile d'olive aromatisée à l'ail ou au basilic, de la levure alimentaire que vous trouverez en maison de régime, ajoutez des herbes culinaires de votre jardin ainsi que quelques gouttes de tamari (soya). Laissez votre imagination et votre palais inventer des assaisonnements sans sel... ou si peu !

Pratiquement, soyez strict en ne consommant pas de fromage, ou de charcuterie si la restriction saline vous est imposée ; mais privilégiez le sel gris de Guérande, le sel de l'Himalaya ou de l'Utah pour les raisons expliquées dans les chapitres précédents.

Chapitre IX

LES HUÎTRES

1. LES DIFFÉRENTS TYPES D'HUÎTRES

Dans un précédent ouvrage *(Rajeunir jusqu'à 100 ans),* j'avais conseillé de consommer des huîtres, principalement riches en zinc pour contribuer à lutter contre les pannes sexuelles. Les "vertes" sont très riches en bétacarotène qui est un excellent antioxydant.

Les "fines" ou "spéciales de claire" sont spécifiques de "Marennes Oléron". L'appellation est réservée.

Que signifie l'appellation "claire" pour une huître ?

Si vous avez visité les marais salants de l'Ile de Ré, ou si vous êtes fidèles à l'émission de télévision *Thalassa,* vous savez comment se présentent les marais salants. Pour les claires, ce sont souvent d'anciens marais salants creusés dans de la terre argileuse et adaptés aux huîtres. Peu profonde, l'eau y circule librement si le coefficient est suffisamment élevé. Les huîtres y sont disposées dans la phase d'affinage.

La profondeur de l'eau varie entre vingt et cinquante centimètres. Ce sont des champs d'eau.

Au printemps, les claires sont vidées pour permettre au sol argileux de se solidifier. Tous les ans, l'ostréiculteur nettoie et reconstruit les emplacements détériorés par les diverses manipulations. La richesse en phytoplancton rend les claires très riches en éléments nutritifs. Le sel y est moins présent, l'iode moins concentré, et le goût y est plus doux.

Les sédiments qui se déposent sur le fond des bassins nourrissent les huîtres d'une façon tout à fait exceptionnelle, mais c'est l'argile du sol qui permet à l'eau de mer de s'enrichir en plancton.

Le bassin de Marennes-Oléron est le plus grand centre d'élevage au monde. Sa surface exploitée est de plus de trois mille hectares de parcs en mer, et au moins autant en claires, soit 95 % de la surface totale française.

On distingue quatre catégories d'huîtres :

– **Affinées en claire** : les huîtres sont immergées dans des bassins nommés "claires" pendant une période d'un mois minimum. La durée est variable suivant la saison et la maturité de l'huître.

– **Fines de claires** : c'est leur indice de chair de 7 %, qui leur donne l'appellation. L'indice de chair permet d'attribuer aux huîtres creuses le qualificatif normalisé AFNOR de "fines" ou "spéciales". Il s'agit du rapport entre la masse en grammes de la chair égouttée de vingt huîtres et la masse totale en grammes de ces vingt huîtres x 100. Elles ont droit à l'appellation "fines" si elles ont un indice de chair compris entre 6,5 et 10,5, et à l'appellation "spéciales" si l'indice est supérieur à 10,5 *(www.huitres-normandie.com).*

Elles sont parquées avec une densité maximale de un à trois kilos au mètre carré. L'immersion est d'un mois minimum, mais ce temps peut varier suivant la saison.

– **Spéciales claires** : l'indice de chair leur donne l'appellation "spéciales" (indice minimum : 10 %). L'immersion est de deux mois minimum.

– **Spéciale pousse en claires** : sur environ mille deux cent exploitants, quatre-vingts sont autorisés à produire les "pousse en claires".

Cette huître est élevée dans la claire où elle séjourne pendant une période variant de quatre à huit mois pendant laquelle elle pousse en formant sur sa coquille des dentelles très caractéristiques que les spécialistes appellent des lignes de pousse. La densité d'élevage est de deux à cinq huîtres au mètre carré. Les huîtres sont posées tous les trente centimètres.

Son goût caractéristique reste longtemps en bouche, son taux de chair, à fermeté croquante, atteint un taux de chair supérieur à l'indice 10.

C'est un produit rare, distribué de façon confidentielle.

Le fond des claires peut se couvrir d'une algue verte : la navicule bleue dont le pigment est à l'origine du verdissement particulier de l'huître de Marennes-Oléron après trois ans de pleine mer. La navicule (bleue) est filtrée par l'huître (jaune) qui retient ce pigment et lui donne sa couleur verte par addition bleue + jaune = vert.

À Marennes-Oléron, l'indice de chair est fixé à un minimum de 7 pour conserver le label Rouge. Pour les autres origines, l'indice varie entre 7 et 12.

Si Marennes-Oléron est une référence mondiale pour les amateurs d'huîtres, il ne faut cependant pas oublier que la France reconnaît sept crus d'huîtres qui présentent des goûts et des saveurs propres à la région de production.

– Normandie : de la mer du Nord à l'ouest Cotentin
– Bretagne nord : du Mont-Saint-Michel à Brest
– Bretagne sud : golfe du Morbihan
– Centre Ouest-Pays de Loire - Loire Atlantique - Vendée Nord - Charente
– Marennes-Oléron - Poitou-Charente - Sud Charente
– Arcachon - Aquitaine
– Méditerranée - Étang de Thau - Étang de Leucate.

Cancale, belon, fines de claires, spéciales de claires Marennes-Oléron, petites, moyennes, grosses, très grosses, ainsi sont les huîtres, un des trésors de la table. Quel que soit votre régime alimentaire, principalement si vous souhaitez maigrir, les huîtres ne vous sont pas interdites (soixante-huit kilocalories pour cent grammes). L'huître couvre tous les besoins quotidiens en vitamines B1, B2, B3, B12, D, A et E ; tous les acides aminés y sont présents. Vous y trouverez tous les sels minéraux et oligoéléments naturels que votre pharmacien vous propose en ampoules ou en gélules : calcium, magnésium, potassium, phosphore, sélénium, fer, phosphore, sodium, cuivre, manganèse et zinc.

Toutes ces richesses nutritives sont présentes parce que l'huître ne se nourrit que de plancton végétal vivant, et filtre environ quarante-huit litres d'eau de mer par vingt-quatre heures, soit deux litres par heure.

Précautions :

Si vous devez suivre un régime sans sel, si vous faites de la tension artérielle ou si vous êtes allergique à l'iode, parlez-en à votre médecin ou à un praticien au fait de la nutrition avant de passer à table.

2. HUÎTRE ET SEXUALITÉ

L'huître serait-elle plus efficace que la petite "pilule bleue" ?

L'huître apporte, de par sa composition, un certain nombre de nutriments utiles pour la santé en général, mais indispensables à la sexualité des hommes pour redresser certaines situations embarrassantes dans leur couple.

Dans mon ouvrage *"Rajeunir jusqu'à 100 ans"*, je conseille pour les troubles de l'andropause un "plan huîtres" pour son apport en zinc.

3. LES HUÎTRES NE SONT PAS TOUTES ÉGALES

Chaque huître apporte tous les nutriments déjà cités dans des proportions différentes suivant son origine de production : les raisons en sont les courants, la température, sans oublier les saisons.

La consommation de six huîtres crues, vous apportera, approximativement suivant son parc de production :

- Calories : 57
- Protéines : 6 grammes
- Glucides : 3,3 grammes
- Lipides : 2 grammes
- Fibres alimentaires : 0

(*Sources* - réseau Proteus/Université de Montréal, 2003)

Peu de calories, taux de glucides et de lipides insignifiants, c'est le type même de nourriture tonique qui ne fait jamais grossir !

4. LES NUTRIMENTS DES HUÎTRES

– **Cuivre :** nécessaire à l'utilisation du fer. Contribue à la formation de l'hémoglobine.

– **Fer :** le fer contribue au transport de l'oxygène. Indispensable en cas d'anémie, et de règles abondantes. Attention à l'automédication en cas de cancer en évolution.

– **Oméga 3 :** d'après le Dr Barry Sears (États-Unis), il est probable que l'intelligence de l'homme ait considérablement évolué quand les hommes primitifs ont consommé des algues, des coquillages, et des poissons. Ces nouveaux aliments contenaient de fortes quantités d'Oméga 3, particulièrement de l'acide docosahexanoïque (DHA).

– La **DHA** et l'**EPA** sont des intervenants qui agissent comme des carburateurs hormonaux dans un groupe de messagers chimiques nommés Écosanoïdes. Ces derniers aident à réduire l'apparition des maladies vasculaires, circulatoires, immunitaires et hormonales.

– **Sélénium :** c'est un stimulant de notre immunité, avec la vitamine E. Son rôle d'anti-oxydant consiste à piéger les radicaux libres, et à éliminer certains toxiques que nous absorbons tels le mercure ou le cadmium qui affaiblissent notre système immunitaire.

Le sélénium est considéré par certains comme un minéral anti-cancer. C'est un protecteur des effets de l'âge, donc anti-vieillissant majeur qui entre dans la composition du glutathion, un autre anti-oxydant capital pour une longue vie. Les hormones thyroïdiennes, la croissance, et la fertilité dépendent de la quantité de sélénium que nous absorbons.

La peau et les cheveux sont améliorés dans leurs pathologies par un apport en sélénium.

Si vous souhaitez vous supplémenter en sélénium, ne franchissez pas la dose de deux cents microgrammes par jour.

– **Zinc :** la meilleure source de zinc que vous puissiez mettre dans votre assiette se trouve sans aucun doute dans les huîtres. Tous les fruits de mer en contiennent des doses appréciables, mais moindres.

Le zinc entre dans la composition de plus de deux cents enzymes. C'est un excellent anti-oxydant qui contribue à ralentir le vieillissement tant de la peau que de la prostate. Il favorise la cicatrisation après une intervention chirurgicale.

Il élimine certains composants toxiques des cigarettes.

Il apporte une aide non négligeable au difficile problème de fertilité masculine (avec la vitamine E).

Pour les personnes qui ont perdu l'odorat et le goût, à la suite de traumatismes ou de rhinites persistantes, un apport en zinc sera souvent une source d'amélioration.

Prenez vos suppléments nutritionnels loin des repas ou des pansements gastriques, sans dépasser trente milligrammes par jour en une ou deux prises. Ne prenez pas de cuivre ou de fer avec le zinc. Le zinc élimine ces deux minéraux qui sont des oxydants favorisant le vieillissement des tissus. Le zinc est un anti-oxydant protecteur de la santé.

Pour cent grammes de mollusque frais, l'huître contient quatre-vingt-dix milligrammes de zinc.

Pour un bon usage du zinc, voici une liste de pathologies sur lesquelles le zinc aura des effets positifs (ordre décroissant) :

– Stérilité partielle, et trouble de l'érection chez l'homme.

– Troubles de la croissance ou du squelette chez les enfants et les adolescents.

– Atrophie des organes sexuels.

– Acné et troubles cutanés.

– Tâches blanches sur les ongles.

– Cicatrisation lente.

– Infections à répétition.

– **Vitamine B12 :** quarante grammes d'huîtres cuites apportent environ sept fois les quantités recommandées par la médecine. Cette vitamine, également appelée cobalamine, participe à l'entretien des cellules nerveuses. Elle est indispensable en cas d'apport en vitamine B9 (folates) pour éviter de masquer une anémie due à une carence en B12

La vitamine B12 participe au métabolisme du fer. Elle contribue à la fabrication de la myéline, la gaine protectrice qui protège les fibres nerveuses. Si la gaine nerveuse est détruite, par exemple dans le cas d'un zona, il est judicieux si aucune autre pathologie grave n'est déclarée, par exemple un cancer, de consommer une "supplémentation" de B 12.

On la trouve exclusivement dans la viande animale ou les sous produits animaux comme les œufs. Les végétariens et végétaliens (qui ne consomment pas de lait, beurre, fromage, œufs, miel, etc.,) seront bien inspirés de se supplémenter en B9 et B12 pour éviter les anémies après cinquante ans.

Si vous êtes en période de suractivité, ou si votre programme sportif vous porte à développer une importante musculature, vous devez vous "supplémenter" en B12 si votre taux de feritine est très bas, après avoir éliminé toute suspicion de cancer.

Voici une courte liste des principaux symptômes d'une carence en B12 :

– Anémie
– Essoufflement
– Fatigue

– **Magnésium :** le magnésium régularise l'excitabilité des muscles et régule le rythme cardiaque. Il favorise le sommeil, il aide le calcium et le phosphore à se fixer sur les os pour favoriser la croissance ou préserver notre capital osseux.

Il se produit une véritable association calcium + magnésium + phosphore + vitamines C et D. Par une action biochimique simple, le magnésium est indispensable aux hypertendus, aux spasmophiles et à ceux qui abusent d'aliments tels que citron, orange, pamplemousse, mandarine, clémentine, vinaigre, vinaigrés, moutarde, cornichon ainsi que de certaines boissons brunes à bulles. Le Pr Raymond Lautié dans son ouvrage *"Magnésiothérapie"* aux Éditions Vie & Action (N° 79 bis), affirme que *"qui veut prévenir la maladie et le vieillissement précoce ; qui veut guérir réellement (...) doit veiller à ce que sa ration magnésienne quotidienne soit suffisante"*.

Il est évident que l'on trouve du magnésium dans les huîtres puisque l'eau de mer qui en contient est filtrée par les huîtres.

Voici, à présent, les principales indications du magnésium :

– Spasmophilie et troubles nerveux.

– Tétanie, crampes, et faiblesse musculaire.

– Angoisse et troubles musculaires.

– Méfiez-vous des produits pseudo-naturels qui renferment du "magnésium bon pour la santé", car le magnésium est composé de divers sels dont certains ne sont pas du tout favorables.

Parmi les différents sels magnésiens existants, en voici une liste partielle. Tous ne sont pas à consommer sans un avis médical autorisé :

– Fluorure de magnésium
– Chlorure de magnésium
– Bromure de magnésium
– Iodure de magnésium
– Sel d'Epsom
– Acétate de magnésium

– Phosphate acide de magnésium (stimulant des nerfs)
– Citrate de magnésium
– Lactate de magnésium
– Glycérophosphate de magnésium (rachitisme)...

Le chlorure de magnésium est un purgatif s'il est consommé à haute dose, mais s'avère très utile pour le lavage de certaines plaies.

Le citrate de magnésium est employé comme purgatif doux pour les enfants (sans intérêt à notre époque : il y a mieux !).

Pour résumer ce long exposé sur le magnésium, en dégustant des huîtres vous pratiquerez une douce thérapie... gastronomique !

– **Iode :** l'iode est rattaché à la mer par la consommation de fruits de mer ou d'algues, en particulier l'huître ou encore la célèbre algue fucus. La glande thyroïde qui se situe à la base du cou participe à notre bon équilibre en iode. Si vous avez une carence en iode, vous risquez de constater que votre thyroïde gonfle la base du cou, et présente une morphologie caractéristique que votre médecin aura tôt fait de repérer. Il s'agit probablement d'un goitre. Pour prévenir le goitre, il suffit tout au long de la vie de consommer naturellement des aliments contenant un peu d'iode.

Si votre alimentation est diversifiée, vous ne risquez pas de présenter une carence. En consommant deux ou trois fois par semaine du poisson, et de temps en temps quelques huîtres, vous vous éviterez cette carence. Le sel de Guérande ou le sel de l'Himalaya vous apporteront à leur tour une protection efficace.

En ce qui concerne les compléments alimentaires, ne prenez pas de compléments iodés sans une raison sérieuse, après examen médical, analyses sanguines et uniquement sur avis médical autorisé.

Voici une liste classée (par ordre décroissant) de poissons et de crustacés contenant beaucoup d'iode :

– Cabillaud (morue)
– Thon
– Hareng
– Sardine
– Crabe
– Crevette
– Daurade
– Turbot
– Homard
– Moule
– Colin
– Huître
– Anguille
– Maquereau
– Merlan
– Brème
– Brochet
– Truite

Vous pouvez constater que l'huître n'est qu'en douzième position. Elle contient donc de l'iode mais en quantité modeste, ce qui la rend parfaitement consommable pour tout le monde.

Les algues marines et l'eau de mer en général, en contiennent beaucoup plus.

Sachez pour terminer qu'en cas de contamination radioactive, la consommation de cent huîtres vous protégerait autant qu'une pastille d'iode que la Sécurité Civile est censée vous distribuer.

Il est vrai que ce n'est pas évident de consommer une centaine d'huîtres...

La cuisson, telle qu'elle est pratiquée habituellement, détruit considérablement l'iode de tous les aliments. Il est vivement conseillé d'utiliser des ustensiles de cuisine permettant de cuire sans dépasser 90/95°.

5. À PROPOS DE CUISSON

L'omnicuiseur David Vitalité, ainsi que les ustensiles de cuisine Baumstal, conserveront la qualité nutritionnelle de vos poissons et crustacés. La saveur et l'aspect de vos plats sauront ajouter une touche à la fois gastronomique et esthétique inégalable à votre cuisine marine.

En préservant l'élément iodé de votre mode de cuisson, vous éviterez bien des pathologies dont voici une courte liste :

1) Fatigue
2) Hypothyroïdie
3) Perte et fragilité du système pileux
4) Prise de poids
5) Constipation
6) Baisse de l'activité sexuelle et du désir
7) Fragilité des ongles (mous).

6. DE L'HUÎTRE MÉDECIN À LA POUDRE D'HUÎTRE

Sans abuser, consommez des huîtres chaque fois que vous le pouvez. Si vous habitez en bord de mer, deux ou trois huîtres quotidiennes suffiront à vous apporter votre dose optimale de zinc.

Le bassin de Marennes-Oléron est la première zone de commercialisation, en produisant 50 % des huîtres consommées en France, avec un volume de près de soixante mille tonnes.

Comme pour la vigne où la qualité de la terre est capitale, le sol argileux dans lequel on peut creuser les bassins (les claires) contribue à la qualité des huîtres. Marennes Oléron bénéficie du passage du Gulf Stream qui apporte une douceur à la température de l'eau, renforcée par la forêt proche qui ralentit le vent froid du Nord.

La rivière proche, la Seudre, apporte une eau douce qui temporise la salinité de l'eau de mer. Le fleuve, la Charente, contribue aussi à cet équilibre.

Les méthodes de récolte de l'huître ont beaucoup changé au cours des années. Par exemple, avant 1860, on pêchait les huîtres avec des filets !

Les maladies propres aux huîtres, que l'on ne savait pas encore diagnostiquer et encore moins traiter, décimèrent les productions.

En 1868, un bateau, "Le Morlaisien", perdit sa cargaison d'huîtres portugaises dans l'embouchure de la Gironde. Les huîtres perdues s'implantèrent et se reproduisirent rapidement jusqu'en 1971, année où une nouvelle épidémie les détruisit. Aujourd'hui les huîtres que vous aurez la chance de déguster sur place ou d'emporter fièrement sont des huîtres japonaises que les producteurs se sont procurées au Canada. Leur nom - grassostrea gigas - a été naturalisé Marennes-Oléron.

Cette huître demande quatre ans de soins quotidiens, qui nécessitent trente-deux opérations très délicates pour apporter une chaire ferme, gorgée de protéines, de minéraux et de toutes les vitamines nécessaires à notre santé.

Certains laboratoires fabricants de compléments alimentaires se sont même lancés dans la production d'une poudre d'huître présentée en comprimés. Le résultat nutritionnel est à peu près atteint : quant au plaisir gastronomique, il est encore à inventer.

La poudre d'huître est cependant remarquable (ainsi que le lithothamne, le calcium marin ou le magnésium marin) dans tous les phénomènes de reminéralisation. Sans jamais doper, toutes les fatigues sont diminuées ainsi que beaucoup de troubles du squelette, dont les tendinites, les crampes, et les rhumatismes.

L'huître est l'aliment le plus riche en zinc en Europe.

7. COMPARAISON HUÎTRE/VIANDE

Pour cent grammes d'huîtres consommées, vous absorberez environ quatre-vingt-dix milligrammes de zinc. Pour un poids équivalent de foie de veau, vous n'absorberez que neuf milligrammes de zinc.

Plus étonnant encore :

Pour six huîtres (quatre-vingt quatre grammes de chair) vous absorberez soixante-seize milligrammes de zinc. En comparaison, pour le même poids de bœuf maigre haché, vous n'absorberez que 4,6 milligrammes de zinc.

Dans la faune marine, vous en trouverez en moindre quantité.

Dans le homard : 2,50 milligrammes aux cent grammes.

Chez le crabe en conserve : 70 grammes = 2,5 milligrammes de zinc

Les harengs, morues, moules, ne contiennent que 2 milligrammes de zinc pour cent grammes.

Quant aux palourdes : 85 grammes = 2 milligrammes de zinc.

Dans notre corps, le zinc est nécessaire à environ trois cents processus enzymatiques. Il contribue à la synthèse des protéines, ainsi qu'à celle de l'ADN et de l'ARN. Son rôle est déterminant dans tous les retards de cicatrisation et troubles cutanés. Beaucoup de personnes ayant perdu accidentellement l'odorat (rhume, chute sur la tête) l'ont retrouvé après une cure de zinc, dans des délais variant de quelques semaines à plusieurs mois.

Les quantités à consommer sont variables suivant les besoins. Les enfants âgés de quatre à huit ans n'ont besoin que d'une consommation de cinq milligrammes par jour. Les adultes hommes : onze milligrammes. Les adultes femmes : huit milligrammes. Si les femmes allaitent, la quantité à absorber varie de douze à treize milligrammes/jour.

L'organisme n'absorbe qu'une faible quantité du zinc présent dans les aliments. Suivant la qualité de la nourriture et la faculté d'assimilation de chaque individu, ce taux d'absorption peut varier de quinze à quarante pour cent.

Pour les végétariens, il est conseillé de consommer suffisamment de légumineuses ainsi que des céréales, et des noix qui en contiennent des quantités satisfaisantes.

N'entreprenez pas une supplémentation en zinc sans en avoir parlé avec votre praticien : un excès prolongé nécessite une supplémentation de cuivre que seul votre praticien est en mesure d'évaluer.

L'huître anti-vieillissement

Pour les non végétariens qui consomment des produits de la mer, les huîtres sont les championnes du zinc.

Il semble qu'une supplémentation de sélénium et de zinc soit profitable aux personnes au-dessus de 60 ans, afin d'éviter la chute trop brutale de l'immunité.

8. À TABLE

On peut déguster les huîtres fraîches servies sur glace pilée, ou chaudes préparées de différentes façons, mais souvent passées un court instant au four pour les tiédir ou dorer un délicieux gratin. Les habitudes faisant loi, il est habituel de vider l'huître de son eau dès l'ouverture. Dans les instants qui vont suivre, l'huître rendra l'eau de mer qu'elle contient. Cette première eau que vous viderez, ne la jetez surtout pas. Si nécessaire, filtrez-la de ses impuretés de coquilles ou de sable et buvez-la comme un apéritif.

Sur vos huîtres, ajoutez, suivant votre humeur et votre palais, du jus de citron, du vinaigre à l'échalote ou des préparations que vous aurez découvertes dans les petits restaurants bretons aux alentours de votre lieu de vacances.

Dans la merveilleuse région de Marennes-Oléron ou de La Tremblade ainsi que sur le bassin d'Arcachon, l'huître se déguste habituellement fraîche. Suivant le goût ou l'humeur de votre palais, vous pouvez ajouter quelques gouttes de citron ou un peu de vinaigre à l'échalote. Vous trouverez différentes préparations culinaires dans les petits restaurants portuaires. Pour mon plaisir personnel, je l'accompagne d'une crépinette qui est une petite saucisse servie chaude qu'il est d'usage de consommer plus traditionnellement pendant la période de Noël et du jour de l'An. Certaines crépinettes sont truffées. Le pain de seigle beurré a, bien sûr, toujours ses amateurs.

Tous les gourmets s'entendent sur un point : l'Entre-Deux-Mers est le vin local qui convient le mieux à l'huître. Les vins secs d'Alsace sont également très prisés par d'autres.

Daniel Conseil, ostréiculteur à La Tremblade, encourage la dégustation au Muscadet, au Graves blanc, ou au Pineau noir d'Alsace. Tout est une question de palais et d'habitude !

Les huîtres doivent être consommées fraîches donc vivantes. La coquille doit être bien fermée. Si vous constatez une petite ouverture qui vous paraît suspecte, frappez légèrement la coquille : les huîtres vivantes se refermeront. Si ce n'est pas le cas, jetez-la pour ne pas être tenté de la consommer.

L'huître doit être croquée, et bien mastiquée pour mieux digérer le mollusque. Si vous la gobez, vous avalez le mollusque vivant : digestion difficile à prévoir !

9. LES ENNEMIS DES HUÎTRES

"Qui aime bien châtie bien". L'homme qui prend tant de soins à élever l'huître, est son premier prédateur en la dégustant pour sa gastronomie et ses vertus presque thérapeutiques.

Viennent ensuite les autres :

– Les fameuses marées noires des pétroliers ont souillé des millions d'huîtres devenues invendables.

– L'étoile de mer qui arrive à ouvrir l'huître et à la dévorer est un prédateur ignoré du public. Des étoiles de mer dans un parc à huîtres sont comparables au loup dans la bergerie.

– Le crabe vert s'attaque au naissain dont il casse la fragile coquille.

– Le goéland argenté qui survole les parcs est un fin gourmet : il adore les huîtres.

– La daurade qui broie la coquille avec son bec en "béton".

– La raie (comme la daurade) concasse la coquille, mais elle s'attaque à des huîtres beaucoup plus grosses.

– L'huîtrier-pie (ou pie de mer) : cet oiseau est capable de percer les coquilles des jeunes huîtres avec son bec très dur. Il profite également du moment où l'huître s'entrouvre pour glisser son long bec à l'intérieur.

– Les petits poissons qui s'attaquent aux œufs et aux larves.

– Le courmaillaux (petit coquillage) qui se fixe sur l'huître pour percer un trou sur la coquille et s'introduire à l'intérieur.

– Le ver polydora qui attaque la coquille.

10. UNE SYMPATHIQUE FAMILLE D'OSTRÉICULTEURS

Certains disent "voir Naples et mourir".

Il me semble préférable de venir à La Tremblade pour mieux vivre.

Suivez la route du port, sur votre gauche, vous passerez devant de nombreux ostréiculteurs et autres boutiques de dégustation et de restauration. Sur votre droite, vous longerez la Seudre, si bénéfique aux claires.

Mais je vous conseille de poursuivre votre route jusqu'au bout. Déposez votre voiture sur le parking en front de mer, et rendez visite à Daniel Conseil et à son épouse Patricia. Vous serez accueillis comme des amis que l'on attendait. L'été, si vous avez de la chance, vous rencontrerez le grand-père Albert Conseil, confortablement installé dans son fauteuil devant les bureaux, la casquette de marin sur la tête et qui vous racontera comment lui et son père pratiquaient l'ostréiculture il y a soixante ans.

Les huîtres de Marennes-Oléron dans la famille, c'est une vieille tradition qui remonte à quatre générations. Les techniques ont un peu changé, mais l'esprit de qualité est toujours aussi présent.

La passion de communiquer est telle que Daniel Conseil est devenu un conseiller des médias. Des groupes d'adultes et d'étudiants visitent régulièrement ce passionné intarissable et pédagogue. Parlez-lui des "vertes", et vous saurez tout sur les huîtres et l'histoire du bassin.

Durant votre séjour dans la région, réduisez votre consommation de viande rouge. Il vous suffira de six huîtres (ou plus) pour tout repas que vous accompagnerez de petits légumes ou comme Patricia Conseil le préconise, de salicorne fraîche ou en conserve. Vous retrouverez, en quelques jours, un tonus et une super forme que seules les huîtres peuvent vous apporter.

À consulter

- *www.quotimed.com* : c'est le web du sérieux *Quotidien du médecin*. Sérieux certes, mais agréable à lire et facile à comprendre. Le talent du journalisme pro et la compétence médicale, en quelque sorte, le meilleur.
- *www.ac-bordeaux.fr* : tout sur la région et une belle description de toutes les étapes nécessaires pour obtenir des huîtres de qualité.

– *Voir autres adresses en annexe 1* –

Chapitre X

LA SARDINE
(sardina pilchardus)

1. LA PÊCHE À LA SARDINE

Tous les Français connaissent la sardine géante qui a bouché le Vieux Port de Marseille. Cette galéjade à la Pagnol possède une explication rationnelle : le “Sardine” était un bateau qui avait coulé avant de franchir la passe.

La sardine fait partie de la famille des percéiformes comme l'anchois ou le hareng. La sardine voyage par bancs serrés des eaux tempérées du Sénégal jusqu'en Norvège, de l'Angleterre jusqu'à la Mauritanie, en Méditerranée et en Mer Noire. La sardine vit au-dessus du plateau continental jusque dans des fonds de cent cinquante mètres.

La jeune sardine s'alimente principalement de larves, d'œufs, de petits crustacés et d'un aliment extraordinaire, le phytoplancton. L'adulte consomme des crustacés planctoniques et des larves de crabes.

Une femelle peut pondre jusqu'à soixante mille œufs qui flottent entre dix et soixante-dix mètres. Cela n'empêche pas de constater une décroissance de l'espèce dont la cause principale est la pêche mal contrôlée.

Les sardines de la Méditerranée sont plus petites que celles de l'Atlantique. Longtemps, la sardine fut confinée à la Bretagne, à la Charente Maritime, à l'Espagne et au Portugal. Les premières conserveries apparaissent entre Concarneau et Douarnenez.

Actuellement, environ 74 % des captures françaises sont débarquées dans trois ports : La Turballe (31 %), Saint Guénolé (27 %), et Saint-Gilles-Croix-de-Vie. Les ports sardiniers avec la fameuse "criée" sont rares : Saint-Gilles-Croix-de-Vie, Douarnenez et Quiberon.

En Méditerranée, on compte quatre ports principaux : Marseille, Martigues, Sète, Port-Vendres.

De mars à octobre, elles s'approchent des côtes françaises de la Méditerranée, et de la Baltique pour pondre leurs œufs. Elles sont alors pêchées à la bolinche ou au chalut.

Actuellement, on compte à peine une trentaine de pêcheurs bolincheurs pratiquant la pêche à la sardine et aux anchois. Alors que plus de cent cinquante chalutiers sont en activité.

C'est à cette époque qu'elle est plus "grasse". En fait, elle ne présente que neuf grammes de lipides pour cent grammes. Pour ce même poids, elle ne vous apportera que cent trente-cinq kilocalories. Donc aucune crainte à avoir si vous faites un régime pour retrouver une silhouette plus fine. Mieux : elle contient des Oméga 3 qui protègent efficacement le système cardio-vasculaire, le bon moral et votre système nerveux.

Riche en protéine, elle apporte 20 % de protéines pour cent grammes. C'est le seul poisson riche en fer.

Catherine Darbonne affirme qu'avec cent trente-cinq calories pour cent grammes, elle est plus maigre que le lapin

La sardine vous apportera des vitamines A, E, B6, B12, D pour le calcium, du fer, du cuivre, de l'Iode.

2. ACHETER DES SARDINES

Créatrice de recettes qu'elle publie dans les magazines ou confie à des livres, Catherine Darbonne a autant de talent pour écrire que pour cuisiner. Voici ses conseils éclairés.

Une bonne sardine doit être luisante, de couleur argentée, les écailles intactes et les ouïes bien roses. Les sardines sont fragiles : plus elles seront manipulées moins leur aspect suggérera la fraîcheur.

Ce petit poisson a inspiré de nombreux cuisiniers professionnels ou amateurs. Si vous l'achetez fraîche, il vous faut savoir qu'elle ne se conserve pas facilement. Pour vous en assurer, vérifiez ses écailles qui doivent être brillantes, les ouïes bien rouges, et l'œil bombé.

L'été, elle fait la joie des amateurs de barbecue, si on pense à ne pas l'écailler. Crue ou en tartare, elle est tout à fait délicieuse. En brochette, en salade crue, en filets, en grillade, en friture, en gratin, farcie, ou en beignets, la sardine ne vous donnera que l'embarras du choix pour la déguster (*Source : Les nouvelles de l'Ifremer* - n° 25 - Mai 2001).

Préparer une sardine fraîche est un jeu facile. Quand vous coupez la tête, les viscères viennent avec. Essuyez la sardine avec du papier absorbant en enlevant les écailles par ce même geste. Rincez le poisson et séchez-le avec du papier absorbant. C'est prêt. À table !

Certaines personnes peuvent être allergiques au tissu musculaire du poisson. Une étude de corrélation réalisée sur la sardine a montré qu'il existe à la fois des allergènes qui lui sont propres et des allergènes communs avec ceux du hareng qui appartient à la même famille. L'allergène de la sardine porte le code - f61. Celui du hareng porte le code - f205. Les patients atteints de dermatite atopique, et les enfants souffrant d'allergie alimentaire sont particulièrement concernés par ces réactions *(www.remcomp.fr)*.

Voir également *parisobs.com* : un travail très poussé sur la sardine, une enquête minutieuse avec des adresses pour se ravitailler et des livres pratiques, drôles ou curieux sur la sardine. À ne manquer sous aucun prétexte.

3. LE GRAND MAÎTRE DE LA SARDINE

Pour les "mordus" : la sardine millésimée est apparue en 1992, à la conserverie Gendreau de Saint-Gilles-Croix-de-Vie. Dans la foulée, la série "Primeur" a été créée, dans l'esprit du vin et des fruits "primeurs".

Le label rouge a été octroyé par la Commission Nationale des Labels à la sardine de Saint-Gilles. Cette sardine comporte la gamme des sardines dites "primeurs" et "millésimées". La conserverie Gendreau s'est associée à la Confrérie de la sardine pour promouvoir les qualités de ce petit poisson. Cette confrérie est très active pour présenter la sardine dans toutes les grandes foires régionales, y compris à la Foire de Paris. Cette confrérie a élu un Grand Maître en la personne de Jules Robriques, personnage dynamique, haut en couleur, et d'un accueil chaleureux dans son restaurant de la Fauvette à Saint-Gilles. Si vous aimez déguster la sardine et que vous souhaitez en parler avec un grand Maître qui connaît tout sur le sujet, arrêtez-vous à Saint-Gilles-Croix-de-Vie.

4. LA QUIBERONNAISE

Les conserveries familiales et artisanales disparaissent en silence, faute de repreneurs ou écrasées sous les contraintes administratives et sanitaires. Nous avons retrouvé une de ces petites entreprises qui a survécu en faisant beaucoup d'efforts pour poursuivre sa production de conserves de qualité.

La conserverie "La Quiberonnaise" fut créée en 1921 par les grands-parents de Bernard et Thierry Jourdan, les actuels dirigeants.

Les frères Jourdan continuent à fabriquer leurs produits de la même façon qu'au début du siècle. Les conserves sont préparées à la main en utilisant uniquement du poisson frais (pas du congelé, précisent-ils !).

Les employés perpétuent la tradition dans un environnement moderne qui respecte les normes de fabrication européennes imposées récemment. Pour souligner leur différence, ils précisent sur leur site Internet : *"il n'y a pas de comparaison entre la qualité que nous offrons et les conserves d'entrée de gamme, des grandes industries, fabriquées mécaniquement et qui utilisent du poisson congelé, ce qui modifie l'intérêt gastronomique de la conserve"*.

Cette précision a le mérite de nous indiquer que la sardine peut être congelée avant d'être traitée pour la conserverie. Renseignements pris auprès de "fines bouches", il semble que la sardine non congelée est plus douce au palais et surtout, que les arêtes sont naturellement douces au point de pouvoir être absorbées par les jeunes enfants.

Les frères Jourdan affirment que, comme un grand vin, le vieillissement bonifie le goût. Il faut compter environ un séjour d'un an pour que le thon ou la sardine soient imprégnés de leur huile de qualité. Les véritables "collectionneurs" et connaisseurs de sardine gardent leurs boîtes trois ou quatre ans avant de consommer. Sous le couvert du secret, j'ai appris qu'il est alors nécessaire de retourner chaque boîte une ou deux fois par an, comme on le fait pour le bon vin et le Champagne.

Alors, elles peuvent être dégustées. C'est ce que les frères Jourdan, appellent "le Millésime de l'année".

La sardine traditionnelle est préparée à l'huile d'arachide qui en améliore la saveur (attention à ceux qui sont allergiques à cette délicieuse huile). La demande est forte pour l'huile d'olive. La sardine aux épices, au citron, au vin blanc, a de très nombreux amateurs avertis. Le thon blanc germon au naturel ou à l'huile, les filets de maquereau au vin blanc, complètent la gamme de cette petite maison familiale, pour les grandes tables de qualité.

– Voir adresse en annexe 1 –

Sites consacrés à la sardine

www.cyberpresse.ca Ne perdez pas de temps, ce site est très bien fait pour la sardine.

À lire également :

– *La boîte à sardine,* Caroline Darbonne, un magnifique coffret comprenant un très joli livre sur les sardines, escabèches, tapas, accompagné de quarante fiches cuisine, illustrées de magnifiques photos couleurs très pédagogiques pour les non-cuisiniers (Chez Tana éditions).

– *Sardine à la clé,* Nicolas de La Casinière, Éditions Apogée. Un traité humoristique sur la sardinologie. Un ouvrage clé pour comprendre la sardine à l'huile, l'invention de l'ouvre-boîte, illustrations désuètes, couleurs d'époque.

Chapitre XI

MORUE
(gadus morhua)

1. VIVE LA MORUE

Le mot morue renvoie à l'idée de morue salée. Quand elle n'est pas salée, la morue devient comme par enchantement du cabillaud !

En Allemagne, elle se nomme : kabeljau, aux Pays-Bas : kabeljauw, en Turquie : morina, et au Portugal : bacalhau.

Les Français qui ont la réputation de se moquer des coutumes de leurs voisins européens, accusent les Portugais d'être des fanatiques des plats de morue. Ils oublient qu'eux-mêmes sont caricaturés comme des mangeurs de camembert, de cuisses de grenouilles, avec le litre de vin rouge et la baguette de pain sous les bras, le béret vissé sur la tête !

Les Portugais ne consomment pas plus de morue que les Français de camembert. Quand on habite un merveilleux pays en bord de mer, comment ne serait-on pas tenté de manger de cet excellent poisson ?

Le cabillaud est pêché principalement le long des côtes norvégiennes dans des eaux froides et non polluées.

La morue est un poisson très fertile. Une femelle pond en moyenne cinq millions d'œufs dont une grande partie est consommée par d'autres poissons.

Une légende dit, qu'il y a au Portugal trois cent soixante-cinq façons de préparer la morue. C'est faux. Il en existe plus de six cents.

La morue-cabillaud possède de nombreuses vertus alimentaires car elle est riche en protéines, pauvre en lipides (graisses) avec un gramme pour cent grammes de poisson ; elle est pauvre en glucides (sucre).

En comparaison, pour un même poids, l'entrecôte de bœuf apporte douze grammes de lipides, et la côtelette de porc vingt-cinq grammes.

Pour les protéines, indispensables au maintien de la masse musculaire et à la croissance du squelette, la morue avec ses trente-cinq grammes pour cent grammes de poisson bat le faux-filet de bœuf (vingt-huit grammes), et la côtelette de mouton avec seulement dix-huit grammes de protéines, mais dix-sept fois plus de graisse que la morue ! Un record.

Elle contient du calcium et de la vitamine B. Elle apporte du bon cholestérol (HDL) et contribue ainsi à la protection du système cardio-vasculaire.

Ces chiffres devraient inciter les cantines scolaires et les parents à revoir leur façon méprisante de cantonner le poisson à une seule fois par semaine.

> ***L'excellent foie de morue***
>
> *Une autre façon de profiter de la morue consiste à manger du foie de morue. Vous en trouverez dans les rayons des sardines, et autres poissons en boîtes de conserve. C'est absolument délicieux, la saveur et la douceur sont proches du foie de volaille sans avoir le goût du poisson.*

La présentation de l'huile en gélule permet de la consommer en une seule prise le matin. La dose varie suivant le poids du sujet. Pour les adultes, deux grammes par jour. Le matin au petit déjeuner, avaler la gélule avec un peu d'eau. Les cures de trois mois sont recommandées. Pour être certain de bien doser, vous devez en parler avec votre praticien qui adaptera d'autant mieux la dose qu'il vous connaît parfaitement. Je le répéterai souvent dans cet ouvrage, ne pratiquez pas l'automédication comme d'autres pratiquent la roulette russe !

2. EN CUISINE

Tous les bons livres de cuisine sont en mesure de vous suggérer d'excellentes recettes.

En entrées, préparez des toasts chauds de foie de morue, des acras de morue ; des entrées typiquement portugaises

En plat, brandade de morue, morue aux moules, etc.

3. POUR LA SANTÉ

Les nutritionnistes retrouvent un intérêt pour l'huile de foie de morue. Depuis des siècles, les parents tentent de faire absorber de l'huile à leurs enfants. Mais le goût, parfois fort, rebute les enfants capricieux. Les autres se forcent et ils ont bien raison, compte tenu de ce que cette huile leur apportera en retour.

Des générations de parents et de grands-parents ne gardent pas que de bons souvenirs de l'huile de foie de morue de leur enfance. Les vertus de cette huile ne sont pourtant pas des légendes. On la recommande pour une excellente croissance, et un développement harmonieux du squelette, aussi bien pour les enfants, les adolescents, les parents, et les grands parents.

Les progrès de la pharmacie permettent aujourd'hui de présenter le produit en gélules et d'éviter le goût désagréable.

Propriétés de l'huile de foie de morue

Principalement préventive du rachitisme. Action positive sur la peau, les ongles, les cheveux. L'huile de foie de morue consolide les fractures. Elle améliore de nombreux troubles de la croissance des enfants et des adolescents, et contribue au rétablissement après fracture. Les femmes peuvent bénéficier de ses qualités pour retarder la manifestation de l'ostéoporose. Certaines en consomment même quand l'ostéoporose est déjà visible.

Son action anti-oxydante est reconnue par inactivation de certains radicaux libres.

Troubles cardiaques et huile de foie de morue

C'est au cours des années quatre-vingts, que l'huile de foie de morue fut la plus prescrite pour lutter contre les maladies cardio-vasculaires.

Les Oméga 3 qu'elle contient réduisaient les taux trop élevés dans le sang et libéraient les vaisseaux sanguins obstrués et durcis par – déjà – une nourriture déséquilibrée. Le hareng, le thon, et le saumon ont le même effet sur la circulation, évitant le rétrécissement des vaisseaux. Le poisson en général et la morue n'étant pas appréciés par tout le monde, la forme d'absorption en gélule permet de satisfaire tous les palais. Il est à noter que certaines personnes allergiques à la chair du poisson, en supportent parfaitement bien l'huile.

Aussi bien en Europe que dans d'autres parties du monde, il n'est pas toujours facile de se procurer du poisson frais ou en conserve.

La capsule permet de transporter l'huile, de la stocker, et de la distribuer sous forme dosée sans risque d'oxydation ni de contamination.

L'huile de foie de morue est recommandée pour renforcer la résistance au froid, prévenir les refroidissements : ma grand-mère affirmait que c'était bon pour éviter les engelures de l'hiver.

Une étude britannique conduite par les chercheurs de l'Université de Cardiff, au pays du Galles, constate, que 86 % de patients arthritiques qui avaient pris quotidiennement de l'huile de foie de morue concentrée, avaient vu leur état amélioré.

Ces patients n'avaient pas d'enzymes qui endommagent le cartilage, ou en avaient très peu comparativement à ceux qui avaient pris un placebo.

Un chercheur, Bruce Caterson, affirme dans une déclaration, le 26 février 2004 *(SantéOntario.com)* que cette découverte prouve l'efficacité de l'huile de foie de morue chez les personnes atteintes d'arthrose.

Dans le même article, le chercheur déclare : *Nos données suggèrent que l'huile de foie de morue aurait un double mode d'action : réduire la dégénérescence du cartilage inhérente à l'arthrose, et réduire les facteurs causant la douleur et l'inflammation.*

L'étude a été effectuée pendant douze semaines sur des patients devant subir une opération du genou. Des prélèvements de cartilages et de tissus ont été effectués pendant l'opération, et analysés par les chercheurs.

Vitamine "D" et huile de foie de morue

Notre corps produit naturellement de la vitamine D. Personne dans les pays industrialisés ne devrait normalement présenter de carence en cette vitamine.

Cette vitamine fut appelée "vitamine anti-rachitisme". On comprendra mieux pourquoi, après avoir lu ce qui suit.

La ville de Londres fut frappée par une épidémie de rachitisme au cours du XIXe siècle. C'est en 1918 que sir E. Mellanby démontra scientifiquement que le rachitisme était dû à une carence alimentaire.

C'est en 1924, que deux Américains découvrirent que la lumière du soleil était une source non négligeable de vitamine D. À l'époque de cette épidémie de rachitisme londonien, le "smog", épais brouillard, avait recouvert la capitale anglaise durant de nombreux mois, empêchant les habitants de bénéficier des rayons UV du soleil.

Le Pr Holick, un spécialiste de la vitamine D, recommande de faire vérifier son taux de "25 hydroxycholécalciférol" à l'exclusion d'une autre analyse.

Ce taux doit se situer entre 20 et 50 ng/l (nanogramme par litre) (Mayo Clin Proc.2003) - *www.passeportsante.net*

En moyenne, un tiers des besoins se trouve dans l'alimentation. Le lait est l'aliment qui contient le moins de vitamine D.

L'exposition brève au soleil ou les bains de lumière le corps découvert, favorisent la production cutanée de la vitamine D. Suivant la partie du corps exposée au soleil, et l'épaisseur de la peau, la production de vitamine D sera plus ou moins élevée. Les parties du corps peu offertes ne bénéficieront pas ou peu des rayons du soleil, ne générant pas de vitamines D.

Tennis et vitamine D

Au cours des années 1980, il existait une mode consistant pour les joueurs de tennis à placer un poignet de force sur l'avant-bras pour soulager ou éviter les tendinites. L'inconvénient de cette pratique, c'est que les os du poignet finissaient par se décalcifier et se déminéraliser. Les joueurs étaient contraints d'abandonner le tennis. Si vous portez un poignet de force, gardez-le seulement le temps nécessaire à l'effort, mais ne le laissez pas en place toute la journée.

Le même principe doit être appliqué pour l'ensemble du corps. Si vous portez, madame, un maillot de bain qui vous couvre trop le corps, ou vous monsieur si votre corps est recouvert d'un pantalon de surfeur, vous ne recevrez pas les bienfaits du soleil. Je ne demande pas que vous vous exposiez directement aux rayons nocifs du soleil, mais que assis ou allongé dans l'ombre, votre corps bénéficie de la lumière du soleil. Pratiquez le bain de lumière plus que la cuisson au soleil qui n'apporte que momentanément “bonne mine”, mais favorise un des nombreux cancers de la peau.

L'excès de soleil est nocif mais exposer son corps partiellement ou totalement quinze minutes par jour est recommandé pour permettre la synthèse de la vitamine D. Les deux tiers de vos besoins en vitamine D sont synthétisés par la peau. Le tiers restant se trouve dans votre alimentation.

La vitamine D fait partie des vitamines liposolubles, comme la vitamine A, c'est-à-dire qu'elle se trouve dans les parties grasses de certains aliments.

Il y a très peu d'aliments qui en contiennent suffisamment pour couvrir nos besoins.

Vous en trouverez principalement dans les abats qui en contiennent un peu (25 UI). Le lait s'il n'est par enrichi en comporte peu (98 UI).

Tableau comparatif en UI (Unité internationale) de vitamine D

Huile de foie de morue (1 cuillère à soupe)	1 360
Saumon cuit	360
Maquereau cuit	345
Sardine en boîte	270

Pour vous supplémenter en huile de foie de morue, vous pouvez consommer ce que le pharmacien vous proposera, ou vous exposer modérément au plein soleil pour consolider les deux cent six os qui composent votre squelette.

– Voir adresse en Annexe 1 –

Chapitre XII

LES RECETTES DE LA MER

1. UNE RECETTE PERSONNELLE

À table comme dans la vie, on n'est jamais mieux servi que par soi-même. En ce qui concerne la cuisine de la mer, c'est encore plus vrai car il est difficile de bien cuisiner poissons, algues et autres fruits de mer si on ne les apprécie pas soi-même.

Personnellement, j'aime faire découvrir et goûter à mes amis toutes sortes de préparations culinaires des océans.

La recette la plus rapide pour les surprendre est celle des "canapés de foie de morue".

Recette des canapés de foie de morue

Ingrédients :

Toasts grillés tiédis
Deux ou trois boîtes de foie de morue fumé au feu de bois
Citron, persil, poivre, algues séchées en poudre

Faites tiédir ou griller les toasts. Découpez le foie en fines tranches et étalez-le sur les toasts.

Ajoutez quelques gouttes de citron. Saupoudrez avec un peu de poivre noir et quelques paillettes d'algue nori.

Pour les audacieux, ajoutez un seul grain de sel de l'Himalaya.

Pour accompagner, choisissez un vin : suivant votre humeur le vin d'alsace, Riesling, le Sauvignon, ou le Sauternes enclave Yquem, le Château Pajot.

Le Bordeaux sec "Château du Juge" de Pierre Dupleich à Cadillac en Gironde, flattera votre palais.

– Voir en Annexe 1 –

2. LA CUISINE DES ALGUES

Dans un précédent livre – *Rajeunir jusqu'à 100 ans* – J'ai conseillé l'omnicuiseur de MDV pour toutes vos préparations culinaires. Cet appareil absolument unique est utilisé par les grands chefs de cuisine. L'omnicuiseur cuit les aliments avec une température n'excédant pas 95°.

Tous les minéraux, vitamines, acides aminés et autres nutriments sont préservés au cours de la cuisson. C'est la raison pour laquelle, je conseille de l'utiliser pour cuisiner les poissons, les algues, et tous aliments fragiles de la mer.

Voici trois recettes, que Evelyne, grande utilisatrice de l'appareil, a réalisé pour vous.

Gratin de cabillaud

Pour 6 personnes

Ingrédients :

6 pommes de terre
800 grammes de cabillaud
4 gousses d'ail
10 centilitres de crème fraîche ou de soja
25 centilitres de lait de vache ou de soja
80 grammes de dulse
Poivre

Mettez deux cuillerées à soupe d'eau au fond du plat et barbouillez.

Étalez les rondelles de pommes de terre. Poivrez.

Coupez le cabillaud en fins morceaux et mélangez-le longuement à l'ail écrasé, à la crème, et à l'algue.

Étalez ce mélange sur les pommes de terre.

Versez dessus le lait et poivrez. Parsemez de chapelure et d'un filet d'huile d'olive.

Couvrez, glissez et programmez l'omnicuiseur.

Temps : 1 heure
Haut maxi jusqu'au dorage puis mini.
Bas : mini

Servez accompagné d'une salade de laitue et de salicornes crues.

Paupiettes d'algues au lieu

Cuisson vapeur

Ingrédients :

4 filets de lieu d'environ 200 grammes chacun
4 pommes de terre
8 feuilles de dulse déshydratées

Poivrez et citronnez les filets, les rouler et entourez-les de dulse, éventuellement maintenue par une pique en bois.

Faites de même avec les pommes de terre épluchées. Posez le tout sur la grille position basse.

Versez un grand verre d'eau dans le fond du plat. Couvrez, glissez et programmez.

Temps : 25 minutes
Haut : mini
Bas : maxi

Pour servir, entrouvrez les algues, elles sont encore coriaces. Ne les mangez pas mais elles auront communiqué une saveur incomparable aux aliments.

Pain de thon aux algues

Ingrédients :

Thon au naturel : 250 grammes
5 œufs
20 centilitres de lait de vache ou de soya
10 grammes de mélange déshydraté de dulce, salade de mer, et wakamé
50 grammes de salicorne fraîche ou de conserve de très bonne qualité.
Poivre et sel

Émiettez le thon, ajoutez les œufs, la crème, les algues émiettées ou ciselées, assaisonnez.

Versez dans un moule à cake huilé. Posez sur la grille. Mettez 3 cuillerées à soupe d'eau au fond du plat, fermez, glissez et programmez.

Temps : 50 minutes
Haut : mini jusqu'au dorage
Bas : maxi 25 minutes, ensuite mini

Servir tiède ou froid avec une mayonnaise citronnée.

Et d'autres recettes

Pour ceux qui cuisinent à la vapeur, dans mon ouvrage *"Rajeunir jusqu'à 100 ans"*, je leur recommande d'utiliser les ustensiles de cuisson Baumstal. La composition et "l'architecture" de ces instruments de cuisson permettent, encore une fois, de chauffer les aliments et de les cuire tout en conservant tous les minéraux et vitamines qui nous sont indispensables pour la santé.

Voici, par exemple, une recette marinière, spécialement inventée pour vous :

Thon provençal au citron vert et fleur de sel

Ingrédients :

1 belle tranche de thon rouge (ou 2 petites)
2 ou 3 tomates pelées et épépinées
Quelques olives aux herbes de Provence
La marinière Baumstal.

Posez la tranche de thon dans la marinière préchauffée (test de la goutte d'eau qui crépite !).

Puis réduisez la source de chaleur au minimum.

Rajoutez les tomates coupées en dès et les olives tout autour du poisson.

Posez deux ou trois rondelles de citron vert sur le thon.

Couvrez et laissez cuire à feu très doux pendant cinq minutes, coupez la source de chaleur et laissez la semelle de la marinière diffuser sa chaleur pendant cinq minutes.

Avant de servir : une délicate pincée de fleur de sel et un filet d'huile d'olive.

Recette de crème d'algues nori

Pour parfumer le riz ou agrémenter une omelette

Laissez infuser deux cuillères à soupe de paillettes d'algues dans un peu de vinaigre de Xérès.

Émincez très finement une échalote, faites-la revenir doucement dans une casserole. Ajoutez les algues et laissez évaporer le vinaigre.

Caramélisez avec une cuillère à café de miel doux.

Déglacez avec deux cuillères à soupe de shoyu : c'est déjà prêt !

Découvrez aussi les terrines de poissons dans le légumier Baumstal.

Les papillotes de poisson à la vapeur douce et les crustacés au vin d'Alsace, ou au Bordeaux sec "Château du Juge" de Cadillac en Gironde.

Recette du flan de pioka

Le pioka est une algue rouge dont le nom botaniste est chondrus crispus.

On la récolte uniquement aux grandes marées.

La préparation étant un peu complexe, il faut être un vrai Breton pour bien la préparer. Mon conseil sera de vous les procurer prêtes à l'emploi.

Avant de l'utiliser, goûtez en un petit morceau. Il ne doit pas avoir de saveur salée. Si c'était le cas, laissez-le tremper dans un récipient d'eau douce pendant vingt-quatre heures.

Faites chauffer un litre de lait.

Ajoutez une poignée de pioka.

Laissez bouillir dix minutes sans cesser de remuer.

Laissez refroidir.

Filtrez pour extraire l'algue.

Faites chauffer le lait et aromatisez (pistache, chocolat, vanille, fraise, ou avec une gousse de vanille fendue en deux morceaux) suivant votre goût.

On peut arroser d'un coulis de mûre sauvage (500 grammes de fruits frais).

Sucrez au fructose ou autre édulcorant si vous êtes au régime.

Laissez refroidir au frigo.

Ajoutez quelques feuilles de menthe en décoration.

Regalez-vous !

Pastillas de thon de Bernard Pacaud

Recette sans cholestérol

Cette recette de pastillas de thon aux abricots secs est une recette concoctée par le généreux chef cuisinier Bernard Pacaud du restaurant l'Ambroisie de Paris. Le professeur Jean-Noël Fabiani cardiologue à Paris, est co-auteur avec Bernard Pacaud de *"La cuisine de vos artères"* aux Éditions Albin Michel. Il affirme que cette recette ne comporte que des ingrédients qui favorisent la production du bon cholestérol (HDL). Les acides gras protègent la physiologie des artères, et les légumes fournissent des vitamines protectrices des protéines du sang, et limitent le risque de thrombose. Quant à l'huile d'olive, ses vertus ne sont plus à clamer.

– Voir adresse en Annexe 1 –

Le toqué de la cuisine aux algues

Pierrick Le Roux n'est pas fou. Sa toque de chef est célèbre parmi les cuisiniers de la mer. Il anime depuis plusieurs années le musée des Goémoniers de Plouguerneau (Finistère). Il a su réaliser des recettes aux algues modernes, faciles à réaliser et de belle présentation. Bien plus, elles sont nourrissantes sans faire grossir.

Pierrick Le Roux l'a compris comme les Asiatiques : les bienfaits nutritionnels des algues ne sont pas réservés aux seuls adeptes de la macrobiotique, qui ne consomment que certaines céréales mélangées à des algues.

Pierrick Le Roux est professeur au lycée Bonne Nouvelle de Brest et s'intéresse aux algues depuis plus de vingt ans.

Quelques reportages télévisuels ont mis en lumière son travail sur TF1, la 5, ARTE, la chaîne Voyages, la 2, TV Breizh, FR3 Bretagne, etc.

Vive les algues !

Les algues sont riches en vitamine A : nori, dulse.

Vitamines B12 : laitues de mer ; vitamine C : algues brunes.

Les protéines sont très abondantes à tel point que les algues rouges et vertes en contiennent plus que le soya.

Pas de lipides ni de cholestérol dans les algues. Que du bonheur pour ceux qui doivent impérativement suivre un régime, ou plus simplement souhaitant ne pas prendre de poids.

Actif et militant, il transmet son savoir en publiant des recueils de cuisine joliment illustrés. Son dernier ouvrage s'intitule *"Connaître et cuisiner les algues bretonnes"*.

Généreux, Pierrick Le Roux m'a autorisé à vous communiquer deux recettes.

Pavé de saumon en "habit vert"

4 personnes

Préparation : 45 minutes
Algues : wakamé
Facile à réaliser
Pavés de saumon ou de truite de mer : 4 x 150 grammes.
Huile d'olive : 10 centilitres
Sel, poivre

Velouté marin + 2 jaunes d'œufs, ou beurre blanc de la mer
Carottes : 200 grammes,
Beurre : 50 grammes,
Sucre : 10 grammes.

Confectionnez le velouté marin (voir ci-dessous).

Tournez les carottes, glacez-les (cuisson avec eau, beurre, sel, poivre, sucre).

Saisissez les pavés à l'huile d'olive deux à trois minutes de chaque côté. Assaisonnez.

Nappez les assiettes de sauce (utilisation de velouté ; ajoutez deux jaunes hors du feu).

Disposez les pavés et recouvrez-les de wakamé.

Terminez la présentation avec les carottes tournées.

L'effet sera saisissant sur vos invités.

Préparation du velouté marin de Pierrick

Fumet de poisson : 0,75 centilitre,
Crème fraîche : 0,25 litre,
Farine : 30 grammes,
Beurre : 30 grammes,
Algues en paillettes : deux cuillères à potage.

Réduisez sur le feu le fumet marin d'un tiers. Ajoutez de la crème et réduisez toujours sur le feu de moitié environ (la liaison est obtenue lorsque la sauce nappe au dos d'une cuillère).

Il est possible d'écourter le temps de réduction en incorporant un roux - farine roussie dans du beurre - afin de lier plus rapidement la sauce. Ajoutez les algues cuites ou en paillettes. Mixez ces dernières avec le velouté.

3. COMMENT FAIRE SON MARCHÉ

Cuisiner des produits de la mer est facile si l'on habite le long des côtes bretonnes, normandes, vendéennes, ou à proximité du littoral méditerranéen.

Pour les autres, ceux des "terres", les obstacles sont nombreux. À commencer par trouver un poissonnier !

Pour les plus éloignés des commerces, vous découvrirez toujours une “petite ou grande surface” possédant un rayon poisson frais, ou une armoire de congélation renfermant toutes sortes de poissons ou crustacés déjà cuisinés ou bruts “surgelés” en mer.

– Voir adresses en Annexe 1 –

Pour les algues, vous trouverez dans les commerces de grande ou moyenne distribution des algues séchées en particulier de la société Ylios.

Cette société commercialise actuellement le nori, la dulse, l’ulves, la salade de la mer, ainsi qu’un court-bouillon aux algues qui mélange astucieusement algues et épices. Un livret de conseils et de recettes est remis avec chaque spécialité.

Si vous souhaitez varier votre consommation de produits de la mer, tant pour votre table que pour votre santé ou pour le confort esthétique, il vous reste la possibilité de commander par correspondance directement chez un producteur. L’Aquacole d’Ouessant propose une gamme alimentaire ainsi qu’une gamme cosmétique.

– Voir adresse en Annexe 1 –

Chapitre XIII

CERTAINS DANGERS DE LA FAUNE MARINE

POISSONS CRUS : UN DANGER POUR LA SANTÉ ?

Les avantages de la consommation de poissons sont certains pour la santé du système cardiovasculaire, en particulier grâce aux Oméga 3 contenus dans la chair des poissons dits "gras".

Ces avantages s'appliquent aux poissons cuits. Ils peuvent s'inverser si le poisson est consommé cru.

Les réseaux de surveillance en Europe et en France sont particulièrement sévères et garantissent aux consommateurs une chair de poisson sans toxicité.

Le consommateur commence à prendre des risques s'il pêche lui-même son poisson dans des zones à pollution dont il ignore l'origine.

Pas de collecte sauvage !

Ramasser des coquillages soi-même sur des plages, sans s'assurer de la qualité de l'environnement, risque de faire consommer des coquillages toxiques, voire plus dangereux encore. Acheter des huîtres à des revendeurs sauvages fait prendre autant de risques à l'amateur de "fines de claires". Pour éliminer tout risque alimentaire, ne consommez pas de poissons ou de fruits de mer en dehors des circuits alimentaires officiels, donc parfaitement contrôlés.

Des circuits marginaux sous prétexte de bio peuvent arriver à se soustraire à certains contrôles sanitaires. Assurez-vous que votre coopérative bio suive bien la filière sanitaire officielle.

La mode du "cru" dans certains restaurants japonais peut parfois faire prendre des risques déraisonnables. Tout simplement, le poisson cru renferme des arêtes qui seraient cuites par la cuisson et ramollies considérablement au moment de l'ingestion. En cas de consommation de poissons crus, ces arêtes sont d'une consistance aussi dure qu'une aiguille. Se planter une arête dans le gosier, en avalant, devient chose facile. Le "tartare" de poisson cru, ou le fameux "sushi" entrent dans cette catégorie de risque, l'un pour ses arêtes, l'autre pour des raisons prophylactiques.

Manger cru en général est une pratique à risque : l'avidine du blanc d'œuf, certaines substances microbiennes, ou des toxines contenues dans certains champignons sont totalement ou partiellement détruites par la chaleur de la cuisson.

Coquilles Saint-Jacques

Au début du mois de novembre 2004, la presse régionale et nationale informait les consommateurs que les coquilles Saint-Jacques de la baie de Seine étaient contaminées par des toxines amnésiantes connues sous l'abréviation ASP *(Amnesic Shellfish Poison).*

Le seuil maximum acceptable est de 20µg d'acide domoïque. Sur certains sites, ce taux avait plus que doublé pour dépasser parfois 50 µg. Les coquilles Saint-Jacques de la rade de Brest étaient elles aussi contaminées par ces toxines dans des proportions comparables.

Ce phénomène, nouveau en France, était déjà connu dans d'autres pays européens. Ces vagues de toxicité sont dues au développement d'une micro algue.

Les coquilles Saint-Jacques étant considérées comme coquillages de pêche et non pas d'élevage, n'étaient pas soumises aux mêmes surveillances que les moules ou les huîtres.

Il est possible que les sédiments marins soient des lieux de stockage d'acide domoïque.

En France, la vigilance des services vétérinaires, (marchés, criées) ceux d'IFREMER sur les zones de production, ainsi que le contrôle à l'importation et à l'exportation garantissent actuellement aux consommateurs des fruits de mer d'excellente qualité.

En Espagne, la noix et le corail de la coquille sont extraits et réintroduits pour une commercialisation en coquille nettoyée.

En Écosse, les coquilles sont décortiquées et débarrassées d'une partie potentiellement contagieuse dont la glande digestive.

Sur la côte normande, la zone de production de la coquille

Saint-Jacques fait vivre plus de mille marins pour une production de plus de dix mille tonnes de coquilles.

Les articles parus dans la presse laissaient supposer que certains de ces mollusques étaient en vente sur les marchés. C'était faux, la détection ayant été effectuée dans les parcs ou à leur sortie, les coquilles Saint-Jacques de votre poissonnier se révélaient parfaitement propres à la consommation et méritaient une délicieuse cuisine.

POISSON CRU : LE DANGER DE L'ANISAKIS

L'anisakis est un parasite, une sorte de vermicelle de quatre centimètres que l'on trouve dans de nombreux poissons. Si le consommateur de poisson cru l'ingurgite, la mort peut intervenir en quelques heures. Lisez ce qui suit jusqu'au bout, et vous apprendrez à l'éviter facilement.

Ce parasite se trouve dans 35 % des maquereaux, 90 % des harengs (les harengs sous vide sont sans danger car ils ont été préalablement congelés, ce ver étant détruit par la congélation), 80 % des grondins et des rougets, 90 % des merlus, ainsi que dans le lieu noir, la lotte, la morue ou le cabillaud.

Vous avez tous, un jour, consommé au moins un de ces poissons et vous n'avez jamais été contaminés. Pourquoi ? Très simplement parce que votre poisson était cuit, et le ver anisakis également.

Il ne supporte pas la chaleur de la cuisson, est détruit et évacué par les selles.

Continuez à consommer du poisson correctement cuit, au moins deux fois par semaine sans céder à la panique. Ne consommez pas de poisson cru. Le sushi japonais doit être consommé avec prudence. La préparation ou les qualités de préparation des restaurants ne sont pas en cause. Mais personne ne peut être certain de la qualité parasitaire d'un poisson.

Au Japon, on raconte que les chirurgiens pratiquent près de trois mille opérations par an, suite à l'absorption de l'anisakis.

Pourquoi ?

Parce que lorsque nous absorbons l'anisakis avec le poisson cru, le parasite se retrouve dans l'estomac où ce dernier tente de le neutraliser avec son acide chlorhydrique. Le parasite se défend en envoyant dans l'estomac, le duodénum et l'intestin grêle, un enzyme ultra puissant.

En moins de cinq heures, il a provoqué sur son passage une multitude de perforations. Le consommateur est alors plié de douleurs dans un état de santé gravissime. Les souffrances sont terribles, la mort peut intervenir par septicémie. Un chirurgien à ce stade est le seul à pouvoir sauver la pauvre victime du “manger cru”.

Une fibroscopie peut permettre de repérer le ver qui sera ensuite retiré.

De nombreux poissons et animaux de mer contiennent des parasites systématiquement détruits par la chaleur de la cuisson.

Attention également au ténia des lacs suisses ou italiens. Les poissons du Lac Léman, dont la consommation en carpaccio est également à haut risque, s'ils ne sont pas suffisamment cuits, transmettent le taenia “bothriocéphale” qui contamine lotte et brochet. Ce taenia est un gros consommateur de vitamine B12. Un seul comprimé d'un médicament est suffisant pour vous en débarrasser.

Au Japon, des mesures d'hygiène très sévères limitent la propagation des vers et autres parasites des poissons.

En France, les risques sont réduits dans les filières du cuit ou de la congélation.

Il semble que le saumon sauvage d'Écosse ne soit pas soumis au même mode de conservation.

Attention à la conservation !

Tous les poissons sont potentiellement dangereux (comme la viande rouge) s'ils ne sont pas conservés dans le froid. Sous le soleil ou dans une pièce surchauffée, la prolifération microbienne est à son comble. Certaines espèces tropicales, mais aussi le thon, le maquereau et quelques autres produisent la scombroïdose. En moins de trois heures, des troubles deviennent violents, produits par un très fort taux d'histamine. Le médecin prescrit repos et antihistaminique (pas de corticoïdes).

Pour les aventuriers ou plus simplement les touristes qui voyagent aux Antilles, à l'île de la Réunion ou à Tahiti, la "ciguatera" survient après ingestion de poissons qui se nourrissent de coraux contaminés par une algue qui y prolifère. Ce n'est pas le poisson qui est malade, mais l'algue qui résiste à la cuisson. Cette algue porte le nom savant de *gambierdiscus toxicus*.

Les amateurs de traditions gastronomiques japonaises ont entendu parler d'intoxication par les "tétraodons" connus sous le nom de poissons-globe ou "fugu", qui contiennent une toxine puissante dans leurs tissus. Seuls les cuisiniers spécialisés arrivent à éliminer ce poison, dont les accidents sont mortels dans 70 % des cas suivants selon le Dr Bourée de l'hôpital de Bicêtre en banlieue sud de Paris.

APRÈS LA VACHE FOLLE, LE POISSON FOU ?

C'est en janvier 2004, que la polémique sur le saumon d'élevage et le saumon sauvage fut lancée dans la revue *"Science"*, à la suite de la publication d'une étude américaine effectuée à l'université d'Indiana.

D'après cette étude, les sept cent filets de saumon achetés en Europe et aux États-Unis étaient contaminés par des produits chimiques. Les analyses semblaient affirmer que les saumons européens étaient beaucoup plus pollués que les saumons américains. Les substances incriminées étaient le PCB, les dioxines et la dieldrine.

En France, l'AFSSA (Agence Française de Sécurité Sanitaire des Aliments), remet en cause la méthode américaine d'évaluation.

Le doute est encore accentué quand on apprend que seulement trois supermarchés parisiens ont été testés pour apprécier la pseudo contamination dans toute la capitale. On a appris depuis que l'étude a été financée par un groupe pétrolier ayant des intérêts dans le lobby de la pêche en Alaska.

L'AFSSA conseille de continuer de consommer du poisson au moins deux fois par semaine en alternant des espèces grasses et non grasses afin de bénéficier davantage d'Oméga 3 contenus dans les poissons gras, dont le saumon fait partie (*Le Quotidien du Médecin,* 2 avril 2004, revue *Science*).

LE SAUMON : ÉLEVAGE OU SAUVAGE ?

Il est pratiquement impossible pour un consommateur lambda de distinguer la véritable origine d'un saumon. Les étiquettes ou les labels placés sur l'emballage qui protège votre saumon sont elles sûres ? Correspondent-t-elles à la réalité ?

Il existe des fraudes sur l'origine, ou sur la nature du saumon d'élevage, ou sauvage. Suivant le cours du marché, un élevage peut devenir miraculeusement sauvage ou inversement ! La traçabilité est indispensable, et les inspecteurs de l'AFSSA ainsi que les inspecteurs vétérinaires doivent avoir à leur service les techniques les plus en pointe, dont les analyses ADN, afin de poursuivre les tricheurs. Dans l'intérêt de la santé des consommateurs que nous sommes !

Le projet européen COFAWS qui regroupait quatre pays dont la France, s'est achevé en 2004 en proposant un projet scientifique pour l'attribution de labels d'origines.

DU MERCURE DANS L'ASSIETTE : PAS DE PANIQUE

Différentes recommandations

Suivant les pays concernés, les recommandations sanitaires diffèrent.

Dans de nombreux pays, il est recommandé aux femmes enceintes ou allaitantes de ne pas consommer certaines catégories de poissons ou de coquillages. Les États-Unis ont été les premiers à alerter leur population. Ces recommandations concernent le poisson que l'on trouve dans les zones limites de pêche. Pour chaque pays, cependant, dont les pays européens, les recommandations diffèrent.

La célèbre FDA (Food and Drug Administration) proscrit le requin, le maquereau, et l'espadon, mais encourage la consommation des mollusques, poissons en conserve, et crustacés. Les femmes enceintes ou allaitantes ainsi que les très jeunes enfants peuvent en consommer environ trois cent quarante grammes par semaine. Le thon en conserve peut être dégusté sans réserve.

En France, l'AFSSA émet un avis pour des poissons qui présentent les taux de mercure les plus élevés : daurade, espadon, marlin, requin, thon, en précisant que cette recommandation ne remet pas en cause la consommation de poisson deux fois par semaine.

En Grande-Bretagne, la Food Standards Agency conseille le même comportement qu'en France, sauf pour le thon, pour lequel elle autorise la consommation une fois par semaine. Elle rappelle qu'il n'y a aucun problème à consommer frais ou en boîte sardine, saumon, maquereau, etc.

Quel est le danger du mercure ?

Le mercure peut se transformer en méthylmercure, substance extrêmement toxique, s'accumulant dans les tissus des poissons avec une nocivité potentielle pour l'homme.

Danger pour qui ?

Des lésions cérébrales pour le fœtus, les nouveaux nés, et les jeunes enfants, ont été mis en évidence en raison de l'immaturité du système nerveux (*Source : www.hippocratus-mag.com*, consulté 12/04/2004).

PIQÛRES ET MORSURES DE MER

Loin des *Dents de la mer*, film qui nous détournerait à jamais des plages, je souhaite ici mettre en garde contre des incidents que chacun peut rencontrer en s'approchant trop près de certains animaux marins. En dehors des méchants requins qui sont susceptibles de nous agresser sur des plages éloignées des côtes françaises, la faune marine du littoral français est paisible. Les incidents quand ils se produisent sont de la responsabilité de l'homme.

Marcher pieds nus sur la plage et poser un pied sur une vive, ou frôler une méduse en nageant, ne mettent pas la responsabilité de l'animal marin en cause. De même, le thon ou le saumon ne contiennent pas naturellement du mercure ou de la dioxine. C'est l'empoisonnement de l'animal par l'homme qui est en cause !

• La *méduse* : sa morphologie et son apparence font qu'on ne la voit pas, où alors trop tard quand nous sommes dans son milieu aquatique.

La méduse n'attaque pas : elle est attaquée par l'homme. La piqûre est ressentie au moment du contact. La surface de peau devient immédiatement rouge avec des boursouflures comparables aux piqûres d'ortie.

Les premiers soins consistent à laver la zone touchée par de l'eau de mer exclusivement. Si l'on constate des résidus de la méduse sur la peau, il est impératif de les retirer.

Emporter toujours sur la plage un petit de tube de Solvarome, crème aux huiles essentielles de plantes aromatiques (en pharmacie). La peau séchée, appliquez généreusement sans trop masser. Si la douleur persiste ou s'aggrave, il est impératif de consulter un médecin dans un bref délai.

Certaines réactions très allergiques doivent être traitées médicalement. Parlez-en au surveillant de plage souvent formé aux premiers secours.

Certaines méduses tropicales peuvent provoquer des réactions mortelles. Renseignez-vous avant de vous jeter à l'eau dans des régions tropicales.

• Les *oursins* : ils ne sont dangereux que par la douleur de l'épine qui pénètre dans la peau. Il est indispensable de retirer la totalité de l'aiguille si celle-ci est restée partiellement sous la peau. Il faut désinfecter la plaie afin de ne pas subir une surinfection. Consultez impérativement un médecin ou demandez conseil au pharmacien.

• La *vive* : j'ai le souvenir d'une plage des côtes d'Armor où les CRS surveillants de plage avaient aligné près de vingt tabourets, tous occupés par des enfants en pleurs, le pied dans une bassine. Chaque enfant avait été piqué par une vive. La vive se dissimule dans le sable, ce qui la rend difficilement évitable. D'une longueur d'environ dix centimètres, elle possède des épines creuses reliées à une glande à venin. Ces épines très tranchantes et érectiles pénètrent facilement dans le pied. Elles peuvent aussi facilement transpercer de fines semelles. Il est conseillé de protéger les enfants avec des chaussures de plage à semelles épaisses.

La douleur très violente peut être suivie de vertiges ou de vomissements. Il faut apaiser la victime en lui expliquant ce qui vient de se produire, tout en étant rassurant sur les suites de cette blessure.

Il est courant de constater un œdème au point de la piqûre : le poison est alors actif. Ce poison étant thermolabile à 50 °C, le traitement le plus efficace consiste à plonger le membre piqué dans un bain très chaud en évitant tout de même la brûlure ! Ce bain chaud calmera la douleur. On préconise aussi d'approcher de la piqûre le bout incandescent d'une cigarette (800°).

Chapitre XIV

POISSONS AU SERVICE DE LA SCIENCE

LA RAIE TORPILLE

La raie torpille peut atteindre un mètre d'envergure, mais les plongeurs en rencontrent rarement de plus de cinquante centimètres. En arrière des yeux, se trouvent ses organes électriques capables de vous envoyer une décharge de deux cent volts, mais certaines parmi les trente-cinq espèces recensées sont moins agressives avec leurs quatre-vingts volts. Les vrais "méchantes" peuvent produire des décharges de cinq à six cents volts.

Sa nage ondulante et gracieuse trompe les novices de la plongée sous-marine.

Dans l'organe électrique que possède la raie torpille, on trouve une très forte concentration de nicotine. La membrane musculaire de l'homme contient une grosse protéine nommée récepteur nicotinique.

Ces récepteurs ont été les premiers à être étudiés avec attention, dans l'organe électrique, que la raie torpille utilise pour paralyser ses proies.

Ces études ont permis de mieux comprendre les connexions nerfs-muscles en général.

Pour la table, la raie bouclée (raja clavata) est la plus indiquée pour la finesse de sa chair. Ses boucles piquantes sont redoutées par les plongeurs et les pêcheurs. Riche en protéines (24 %), pauvre en glucide (6 %), elle contient des vitamines B1, B2, PP, seulement quatre-vingt-neuf calories pour cent grammes.

D'autres espèces de poissons sont électriques, comme la gymnote, un poisson du fleuve Amazone qui peut générer une tension de six cents volts capable d'assommer un cheval.

LE POISSON ZÈBRE

Ce poisson est très commun. Vous le trouverez dans tous les magasins spécialisés en aquariophilie. Il mesure trois à quatre centimètres à l'âge adulte. Des rayures bleu-vert et beige dans le sens de la longueur vous permettront de le reconnaître. Le poisson zèbre (danio rerio) doit sa célébrité à une femme, Christiane Nüsslein-Volhard, prix Nobel de médecine en 1995. Le prix Nobel lance un programme de recherche sur le génome de danio rerio qui présente la particularité d'avoir un génome presque identique à celui des humains. Mais sa particularité est d'avoir la possibilité de régénérer certaines parties de son corps en cas d'accident ou d'amputation. Par exemple, son cœur amputé à 20 % peut retrouver sa taille et ses propriétés anatomiques en un peu plus de six semaines. Mêmes particularités pour la rétine et la moelle épinière. On peut aisément imaginer de tels progrès appliqués à l'homme, par exemple pour régénérer la moelle épinière des traumatisés de la route. Pour le moment les études sont en cours. Espérons que les observations effectuées sur le poisson zèbre soient transposables à l'homme.

En cancérologie, une étude est conduite au laboratoire de neuro-génétique Inserm E343 de l'Université de Montpellier pour comprendre les métastases. Une équipe américaine vient d'étudier les effets des radiations et des rayons ultra violets sur les embryons de poisson zèbre.

Au Japon, un petit poisson de la même famille, le médaka, est également étudié en génétique.

Il a fallu attendre l'année 2000 pour découvrir, grâce au tetradon qui possède le génome le plus petit des vertébrés connus, que le nombre de gènes humains que l'on supposait se situer autour de cinquante mille ou quatre-vingt-dix mille n'était en fait que de vingt-huit mille.

À l'étude actuellement, un défaut chronique grave de l'assimilation du fer chez l'homme pourrait à moyen terme trouver une solution en isolant un gène chez le poisson zèbre.

La rétinite pigmentaire est, on le sait, une affection grave qui ne bénéficie d'aucun traitement. Cette maladie entraîne la cécité en affectant les photorécepteurs des bâtonnets de l'œil. Ces bâtonnets permettent de voir la nuit. Les cônes de l'œil sont également touchés, la vision colorée ainsi que les contrastes se trouvant considérablement altérés. Les premiers symptômes apparaissent entre dix et vingt ans. Cette maladie n'est pas rare puisqu'elle affecte quarante mille personnes en France et un million cinq cent mille dans les pays industrialisés.

Pour traiter la rétinite pigmentaire, l'utilisation du poisson zèbre, pourrait permettre de comprendre la maladie à partir de l'étude d'une anomalie dans l'un de ses gènes.

Le poisson zèbre paraît bien adapté pour l'étude de la fonction des organes et pourrait permettre de comprendre et de traiter des pathologies humaines lourdes.

Certaines découvertes pourraient également être réalisées au cours de recherches sur le poisson-chat, et la perche du Nil, parmi d'autres.

Chapitre XV

LES OMÉGA 3

Attention aux acides gras essentiels Oméga 3 qui constituent un terrain glissant.

1. VOUS ALLEZ ENFIN COMPRENDRE ET BIEN CHOISIR VOS OMÉGA 3

Il existe peu de compléments alimentaires qui peuvent se vanter d'être devenus incontournables en si peu de temps. Des profiteurs peu scrupuleux ont tenté de s'infiltrer dans ce marché juteux.

Le marché de la vente des boîtes d'Oméga 3 est en croissance exponentielle.

Il ne se passe pas une semaine sans que plusieurs journaux consacrent un article à ce nouveau phénomène de consommation. *Le Nouvel Observateur* titrait dans son numéro daté du 17-23 mars 2005 un excellent article signé Nathalie Funès :

"La folie des Oméga 3" auquel nous empruntons les chiffres suivants.

En 2004 il s'est vendu en France pas moins d'un million deux cent mille boîtes au total. Chaque pharmacie en place un stock bien en vue sur le comptoir. Plus d'un français sur deux connaît au moins le nom.

Les Oméga 3 ne sont pas nouveaux. Dans les années 1975-1976, on en trouvait dans les pharmacies sous le nom de Vitamine F.

En 2003 leur chiffre de vente était nul; en 2005 il est de vingt millions d'euros et poursuit une croissance explosive (deux laboratoires se partagent à eux seuls 9,7 millions d'euros). Tant mieux : il est préférable que ces sommes soient réalisées par des produits destinés à conserver la santé et apporter joie et optimisme.

Les consommateurs avalent ces petites capsules pour leur confort, même si la qualité n'est pas toujours au rendez-vous. Les résultats ne déçoivent pas et apportent le confort physique ou psychologique tant attendu.

Des médecins et des chercheurs affirment que les résultats ne reposent sur aucun fondement scientifique. C'est faux. Il suffit d'interroger l'équipe du professeur Maurice Cloarec, fondateur de l'Association Nationale de Prévention Médicale, pour apprendre qu'il y a bien des recherches et des preuves médicales du bienfait des Oméga 3.

C'est en 1970, après avoir étudié la santé et l'alimentation des Inuits du Groenland, qu'une corrélation entre alimentation et troubles cardio-vasculaires fut établie. Il fut démontré, sans contestation, que la consommation d'Oméga 3 diminuait les infarctus du myocarde.

Vous trouverez dans ce chapitre beaucoup d'informations scientifiques.

Certains voudraient nous faire manger du maquereau et de la sardine fraîche, deux ou trois fois par semaine, pour un apport d'Oméga 3 optimal.

Bonjour l'odeur de cuisson ! À ce compte, les Français les plus convaincus se détourneraient de la consommation.

Dommage, car il faut consommer du poisson deux ou trois fois par semaine en variant à chaque repas, pour retrouverer rapidement un confort digestif.

Pour bénéficier pleinement des Oméga 3, au cours de chaque repas, absorbez une ou deux capsules d'huile de poisson de qualité pharmaceutique. Vous profiterez des avantages sans les odeurs de cuisson du maquereau ou de la sardine.

Il faut aussi être logique et comprendre que tous les villages ne possèdent pas de poissonniers et que les poissons surgelés sont souvent vendus préparés avec des sauces qui n'ont rien de diététique.

Par contre, chaque village possède une pharmacie en mesure de vendre des huiles de poisson en capsules. Cette huile de poisson ne provoque aucun effet secondaire si on sait l'utiliser correctement.

Il arrive que certains auteurs à succès ayant publié des ouvrages concernant les Oméga 3 se lancent dans la vente de produits ! Par ailleurs, certaines qualités douteuses ont été repérées et éliminées du marché par les organismes chargés de nous protéger : il est donc nécessaire de rester vigilant. Comme on le voit, comme toujours lorsque l'argent est en jeu, les abus surviennent… Vérifiez les étiquetages. N'hésitez pas à poser des questions à votre pharmacien ou au vendeur de la boutique diététique où vous effectuez vos achats.

Depuis le début de l'année 2003, les livres traitant des Oméga 3 fleurissent dans les rayons des librairies. J'ai comparé les affirmations des différents auteurs qu'ils soient professeurs de médecine, médecins, pharmaciens ou journalistes. Ils se contredisent parfois les uns et les autres.

Je me demande comment le grand public, les consommateurs et les vendeurs d'Oméga 3 peuvent y comprendre quelque chose.

Dans toutes les réunions médicales auxquelles j'ai participé ayant pour thème les Oméga 3, les conférenciers eux-mêmes tentaient de comprendre sans toujours convaincre. Certains auteurs affirmaient des théories personnelles sans fondement scientifique suffisamment prouvé.

Tous avaient un peu raison, mais le flou de la recherche et de l'information ne permettait pas de comprendre si les Oméga 3 étaient nécessaires à la santé ou si toute cette propagande ne cachait pas une mode mercantile.

Dès maintenant je vous l'affirme : les Oméga 3 sont très efficaces si on sait les choisir !

2. UNE HISTOIRE DE FAMILLE

Les Oméga 3 sont nommés essentiels, car le corps humain ne peut pas les fabriquer bien qu'ils soient indispensables aux membranes de toutes les cellules de l'organisme humain.

Ils doivent être apportés au corps par le biais de la nourriture ou de compléments alimentaires, particulièrement les poissons des mers froides ou d'huile de poisson d'excellente qualité.

Le cerveau qui est constitué d'un formidable amas lipidique (graisses) est un grand consommateur d'Oméga 3 indispensables pour fluidifier la membrane cellulaire et permettre le bon fonctionnement des neurones. La fluidification de cette membrane assure une excellente santé en prolongeant la vie. La rigidité de la cellule déclenche son contraire : maladie et mort prématurée.

Les Oméga 3 sont particulièrement recommandés pour contribuer au bon fonctionnement cardio-vasculaire : tension artérielle, régulation du taux des glycérides, préservation du "bon cholestérol" (HDL), lutte contre l'inflammation, les maladies de peau, l'eczéma, le psoriasis, la dépression après accouchement, la dépression saisonnière pendant la saison hivernale et la suractivité intellectuelle.

3. LES ESQUIMAUX ONT BON CŒUR

C'est au milieu du XXe siècle que des scientifiques furent étonnés de découvrir que les esquimaux étaient non seulement jamais touchés par les maladies vasculaires, mais que leurs taux de cholestérol et de triglycérides étaient tout à fait normaux. Il faut rappeler qu'à cette époque la médecine recommandait de ne pas consommer trop de gras.

Ces scientifiques bien inspirés constatèrent parallèlement que ces peuples consommaient de fortes quantités de poissons, et d'huile de poisson issus des mers froides.

Une observation identique fut faite auprès de pêcheurs japonais.

Il est bon de préciser que les Esquimaux ne consommaient aucune sorte de légumes ou de fruits pour des raisons faciles à comprendre.

De fait, ces deux peuples consommaient de forte quantités d'Oméga 3 et d'Oméga 6. Leur taux de maladies cardio-vasculaires se trouvait donc inférieur à celui des peuples civilisés, gros consommateurs de fast-food, boissons sucrées, viandes grillées et autres aliments industriels raffinés.

4. À QUOI SERVENT LES OMÉGA 3 ?

Les Oméga 3 vous sont utiles pour :

– éviter les maladies cardio-vasculaires et l'athérosclérose,
– diminuer le mauvais cholestérol (LDL),
– augmenter le bon cholestérol (HDL),
– contribuer à diminuer modestement la tension artérielle,
– diminuer les triglycérides,
– diminuer la viscosité du sang,
– diminuer l'agrégabilité plaquettaire,
– favoriser la diminution ou la stabilité du poids,
– lutter contre les inflammations des articulations,
– développer le cerveau,
– éviter les troubles de la nervosité et de l'attention,
– éviter les maladies de la peau,
– lutter contre certaines douleurs,
– lutte contre le diabète de type II,
– pratiquer le sport de haut niveau.

La liste est encore longue et heureusement incomplète. Chaque jour apporte son lot de pathologies que les Oméga de poisson vont contribuer à réduire.

Avant de détailler chacune de ces pathologies, il est indispensable que vous vous familiarisiez avec quelques connaissances faciles à acquérir.

a) Premier principe

Il existe de nombreux Oméga.

Les deux principaux dont nous avons tous entendu parler sont les Oméga 3 et les Oméga 6.

– Les Oméga 3 **EPA** (acide **e**icosa**p**ent**a**énoïque).
– Les Oméga 3 **DHA** (acide **d**ocosa**h**ex**a**énoïque).
– Les Oméga 6 **GLA** (acide **g**amma-**l**inolénique).
– Les Oméga 6 **AA** (**a**cide **a**rachidonique)

b) Second principe

Les Oméga 3 sont issus d'un précurseur : **ALA** (**A**cide Gras **A**lpha-**L**inolénique).

Les Oméga 6 sont issus d'un précurseur : **LA** (**A**cide **L**inoléique).

c) Troisième principe

Seuls les acides gras de poissons polyinsaturés à longue chaîne (composés de vingt atomes de carbone) peuvent être utilisés dans la production des eicosanoïdes qui gouvernent l'équilibre biologique de notre corps.

Entre autre bienfait, ils contiennent suffisamment de doubles liaisons capables de produire la fluidité nécessaire à la rétine pour la vision, ainsi qu'aux synapses pour l'énergie nerveuse.

Vous commencez enfin à comprendre !

J'enfonce le clou de ma démonstration.

d) Quatrième principe

Les huiles de poisson sont particulièrement riches en acides gras Oméga 3 à longue chaîne.

Les Oméga 3 d'origine végétale ne contiennent que des "chaînes courtes".

e) Pourquoi ?

Le docteur Barry Sear, pionnier de la biotechnologie américaine, a travaillé de nombreuses années dans le domaine de la régulation hormonale. Il affirme dans *"Le régime Oméga : le miracle des suppléments d'huile de poisson"* que les seuls éléments vivants sur Terre il y a trois milliards d'années étaient les algues dont l'unique membrane était composée de gras.

Mais il y a seulement cinq cent cinquante millions d'années que les algues unicellulaires sont devenues pluricellulaires grâce à l'action d'hormones : les eicosanoïdes.

Mystère de la matière

Ce sont les premières hormones issues de la matière vivante.

Mais il y a un hic : tous les gras ne conviennent pas aux eicosanoïdes. Seuls les gras polyinsaturés à longue chaînes, des gras dérivés des algues sont utilisables. Ces acides gras et les eicosanoïdes régissent notre forme physique.

Mais la nature n'est pas aussi simple. Elle a créé les bons et les mauvais eicosanoïdes.

Les acides gras Oméga 3 d'huile de poisson à chaîne longue sont les précurseurs de bons eicosanoïdes.

Les acides gras Oméga 6 des huiles végétales à chaîne longue sont des précurseurs de mauvais eicosanoïdes.

Il convient à présent de trouver un juste équilibre entre les bons et les mauvais eicosanoïdes pour un bien-être physique et mental.

Les huiles de poisson sont riches en acides gras Oméga 3 à longue chaîne qui se nomment respectivement :

• Acide eicosapentaénoïque **(EPA)** qui assure le corps d'un bon équilibre particulièrement anti-inflammatoire, en luttant contre les excès de triglycérides et la thrombose.

• Acide docosahexaénoïque **(DHA)** indispensable au bon fonctionnement cérébral. Il fut longtemps dénommé “acide cervonique” car il a été découvert dans le cerveau. Son rôle est essentiel pour le cerveau et la rétine.

Attention à pas confondre DHA et l'hormone anti-vieillissement nommée DHEA.

Le DHA est indispensable pour stimuler les tissus nerveux.

L'EPA régule le rapport entre bons et mauvais eicosanoïdes et "traite" les états inflammatoires en général.

f) Les eicosanoïdes : prix Nobel de médecine 1982

C'est en 1982, que le prix Nobel de médecine fut accordé à Samuelsson et Vane Bergstrom pour leur travail sur les eicosanoïdes et la découverte de leur rôle sur l'immunité, les inflammations et les caillots sanguins responsables de l'infarctus du myocarde.

Le docteur Barry Sears les nomme super hormones. Ce sont les toutes premières hormones produites par les organismes vivants il y a plus de cinq cent cinquante millions d'années. Nous devons absolument entretenir ces super hormones dont personne ne vous parle parce que chaque cellule de notre corps peut libérer de bons ou de mauvais eicosanoïdes. Ce n'est pas une petite affaire biologique, car notre corps renferme environ soixante billards (relisez bien ce chiffre, soixante mille milliards) de glandes sécrétrices d'eicosanoïdes. Votre santé sera excellente si votre corps réussit à équilibrer les bons et les mauvais eicosanoïdes comme il maintient un taux acceptable de bon (HDL) ou mauvais (LDL) cholestérol. Les enjeux sont cependant bien supérieurs pour ce qui concerne ces supers hormones.

En résumé :

Tout dépend du type d'eicosanoïdes que votre corps va produire. Ceux provenant de type Oméga 6 favorisent les inflammations, allergies, asthme, et détruisent votre système immunitaire.

Consommer plus d'Oméga 3 équilibre votre métabolisme en renforçant votre système immunitaire pour lutter contre les inflammations de toutes sortes.

Les huiles Oméga 3 à chaîne courte (lin, olive, colza, noix), entretiennent votre santé vers un bon équilibre.

Les huiles de poisson gras à longue chaîne (sardine, maquereau) accélèrent le retour à la santé intégrale.

g) Le clan des mauvais eicosanoïdes

Ils favorisent et produisent les affections suivantes s'ils sont produits en grande quantité :

- accidents vasculaires cérébraux
- arthrite
- maladie d'Alzheimer
- hypertension
- cancer
- dépression
- maladies cardiaques
- infections chroniques
- caillots
- douleurs
- baisse du système immunitaire

Inversement, c'est grâce aux mauvais eicosanoïdes que nous ne faisons pas d'hémorragie. Une simple coupure nous viderait de notre sang. Je le précisais un peu plus haut : comme le cholestérol, les bons et les mauvais eicosanoïdes doivent s'équilibrer.

Tous les mauvais eicosanoïdes proviennent de l'acide arachidonique (AA), un acide gras Oméga 3 végétal à longue chaîne.

Les plus importantes sources d'acide arachidonique se trouvent dans :

– le foie gras
– les pâtés
– les abats
– les charcuteries
– les viandes de porc riches en gras
– certaines autres viandes riches en gras
– le jaune d'œuf

Seul un apport important d'EPA d'huile de poisson compense la production d'AA.

5. OÙ TROUVER LES OMÉGA ?

a) Les Oméga 6

– huile de soya
– huile de noix
– huile de tournesol
– huile de pépins de raisin
– huile de sésame
– huile d'arachide
– huile de bourrache
– huile de carthame
– huile de coton
– huile de primevère
– huile de maïs
– margarine au tournesol

Prises en quantité sans être compensées par des Oméga 3, ces huiles favorisent les états inflammatoires et par répercussion les cancers, et les troubles cardio-vasculaires.

> ***Que dire des Oméga 6 ?***
>
> *Les Oméga 6 sont suspectés dans les maladies dégénératives comme celles d'Alzheimer et de Parkinson, les troubles du comportement et les troubles sanguins tels le cholestérol, ou les triglycérides.*

b) Les Oméga 3 (ALA) Acide Alpha Linolenique

- huile de lin
- huile de poisson (EPA)
- huile de foie de morue (DHA)
- huile de soja (contient des Oméga 6)
- huile de noix (contient des Oméga 6)
- huile de colza

Seules les huiles de poisson et de foie de morue contiennent des EPA/DHA qui sont des acides gras poly-insaturés (AGPI)

Attention

Les huiles de poisson doivent obligatoirement être de qualité EPAX c'est-à-dire de qualité dite "pharmaceutique". C'est la garantie, pour nous consommateurs, que cette huile analysée ne contienne pas de dioxine, pesticides, mercure et autres métaux lourds.

L'huile est produite à partir d'huiles de poisson brutes sélectionnées pour donner le taux le plus fort d'EPA et de DHA disponible ainsi que le meilleur ratio possible entre ces deux acides gras dans le produit fini.

Les huiles brutes sont analysées et contrôlées pour vérifier les taux de pesticides et métaux lourds avant d'être acceptées.

Les huiles brutes sont principalement issues des familles de poissons telles que sardines, anchois et maquereaux.

Les normes autorisées par l'Union Européenne sont réduites à quasiment zéro pour la qualité EPAX.

Un antioxydant naturel (vitamine E) est ajouté à l'huile pour empêcher son oxydation.

Les poissons sont pêchés dans des zones vierges de toute industrie afin que qualité et pureté soient optimales.

Suivant le procédé d'extraction, on obtient deux sortes d'huiles de poisson qui présentent des qualités d'absorption différentes pour l'organisme humain :

– l'huile "éthyl ester" (EE)
– l'huile "naturelle" (TG)

Les esthers éthyliques d'EPA et de DHA sont moins bien hydrolysés (in vitro) par la lipase pancréatique que ne le sont les triglycérides renfermant ces deux acides gras poly-insaturés.

L'huile de forme triglycéride est mieux absorbée par l'organisme car elle a une biodisponibilité supérieure à celle des esthers éthyliques.

La plupart des études sur les intérêts et le rôle des acides gras Oméga 3 sont réalisés avec la forme triglycéride (TG) et non la forme ester éthylique (EE). Le recul scientifique de cette dernière forme (EE) n'est peut-être pas suffisant.

Ces précisions sont d'une grande importance pour nous consommateurs : certains patients ressentent des brûlures d'estomac, des aigreurs, ou même des renvois gênants d'huile de poisson. Ces inconvénients ne se produisent pas si la qualité d'extraction de l'huile de poisson est irréprochable.

Cependant, il n'est pas retrouvé d'esters éthyliques d'EPA et de DHA dans la circulation sanguine. Pour l'instant, il n'est pas démontré scientifiquement que l'extraction par EE soit moins bonne pour le consommateur. Donc, le choix revient au consommateur pour éviter des polémiques scientifiques très éloignées de nos préoccupations d'efficacité thérapeutique.

En résumé, les Oméga 3 d'origine végétale – colza, bourrache, maïs, arachide – sont dits à "chaîne courte" : ils sont excellents pour préserver la santé, mais insuffisants pour la retrouver.

Par contre, les Oméga 3 d'huiles de poisson sont dits à "chaîne longue" : ils correspondent parfaitement aux besoins du métabolisme humain.

L'extraction doit être faite par un procédé dit "Triglycéride" (TG).

Les Oméga 3 doivent être d'origine marine et les poissons pêchés dans des zones océaniques vierges de toute industrie afin de garantir une qualité et une pureté optimale.

Les poissons sont sélectionnés en fonction de leur richesse en Oméga 3.

Exigez sur le flacon la précision "qualité EPAX ou OMÉGAVIE".

6. LES OMÉGA 3 : MODE D'EMPLOI

Les huiles de poisson de qualité pharmaceutique participent largement à la création d'un nouvel esprit de prévention de la santé. Nous allons maintenant étudier certains domaines où ces huiles ont une action préventive ou complémentaire des traitements conventionnels. Il est recommandé de ne pas pratiquer seul une automédication sans posséder de solides connaissances en médecine, biologie et diététique. Parlez-en à vos consultants habituels, médecins, praticiens sans oublier votre dentiste, car un excès d'Oméga 3 peut accélérer la fluidité de votre sang en cas de soins, d'extraction dentaire ou d'opération.

a) Les pouvoirs thérapeutiques et (presque) miraculeux de l'huile de poisson

De la tête aux pieds, le pouvoir régénérateur de l'huile de poisson va transformer votre vie, et votre confort.

De la tête où vous retrouverez mémoire et optimisme, jusqu'aux chevilles où les huiles de poisson vous permettront une démarche souple et sans raideur, ainsi que les courbatures matinales que vous reléguerez rapidement au grenier de vos mauvais souvenirs.

b) Les contre-indications

1. Les nourrissons et les très jeunes enfants ne doivent être supplémentés que pour des raisons médicales précises. Une alimentation avec trois ou quatre plats de poissons par semaine ne nécessite pas de faire avaler des huiles de poisson à ces catégories d'enfants.

2. Si vous êtes allergique au poisson, faites un essai prudent avec l'huile de poisson.

3. Si vous devez subir une intervention chirurgicale ou un test sanguin de fluidité, informez votre chirurgien, anesthésiste ou médecin de votre supplémentation en huile de poisson.

4. Prudence si vous consommez sur prescription médicale des anti-coagulants, des anti-agrégats plaquettaires, ou de l'aspirine. Parmi les plantes les plus communes, le ginko biloba, quelle que soit sa présentation fluidifie le sang. Attention dans tous ces cas, à votre quantité d'huile de poisson ou d'huile végétale riche en Oméga 3 que vous consommez.

Voici, à présent, une description détaillée des améliorations que l'huile de poisson est susceptible de vous apporter.

c) Étude des améliorations

• Cerveau et Oméga 3

Les recherches scientifiques sont très claires : mieux vous alimentez votre cerveau en DHA, plus votre mémoire et votre résistance au stress seront élevées.

Les graisses composent 60 % du cerveau et des nerfs qui organisent notre vie. C'est la raison pour laquelle la qualité des graisses dont nous nous nourrissons est importante pour le fonctionnement du cerveau.

Le cerveau se développe particulièrement pendant la période prénatale ainsi que pendant toute la première enfance. À aucun autre moment de la vie, ce développement ne sera aussi important. Bien nourrir le cerveau de l'enfant influencera considérablement la façon dont il pensera, agira, apprendra et résistera au stress environnant.

• Pendant la première année de la vie, le cerveau triple en taille. Près de 50 % des calories quotidiennes consommées par l'enfant en bas âge proviennent de la graisse. L'insuffisance en acides gras Oméga à longue chaîne dans le lait maternel et dans les laits industriels ne demeure pas sans conséquences sur le développement nerveux et émotionnel des nourrissons.

• Les enfants avec un taux bas de DHA ont un double risque de développement modéré de leur acuité visuelle et d'un développement cérébral plus modeste. Des expériences sur des animaux dont le taux de DHA était carencé ont montré un cerveau plus petit et un développement du système nerveux central retardé.

• Les adolescents ont tendance à manger beaucoup de graisses saturées, hydrogénées au détriment des graisses riches et insaturées. Cette erreur alimentaire, favorisée par la publicité, provoque des troubles du comportement tels la violence et la recherche de stimulis cérébraux avec des drogues dites “douces”.

La vérité et la solution sont ailleurs : le cerveau des adolescents a besoin de beaucoup de poisson et de ses acides gras DHA, sous les deux formes les plus communes : la consommation de poissons gras trois ou quatre fois par semaine ou des suppléments sous forme de capsules.

L'acide docosahexaénoïque (DHA) est accepté au Japon comme un aliment naturel tellement important qu'il est utilisé comme complément alimentaire pour enrichir la nourriture. Les étudiants japonais qui sont considérés dans le monde entier comme sérieux et appliqués, prennent fréquemment des capsules d'huile de poisson dosées majoritairement en DHA.

Préceptes

Contrairement aux graisses (lipides) que l'enfant trouve dans sa nourriture et qui contribueront à favoriser son obésité (Oméga 6), les graisses d'Oméga 3 (acide linolénique) rééquilibrent le métabolisme et freinent considérablement les effets des Oméga 6.

Le DHA est un acide gras essentiel que l'on trouve en forte proportion dans le cerveau et la rétine de l'œil. Il est très important pour le développement du cerveau et des yeux des enfants.

Le DHA est particulièrement important pour le fœtus pendant les trois derniers mois de la grossesse. Le contenu en Oméga 3 du cerveau du nourrisson augmente de trois à cinq fois durant cette période. Durant la grossesse, le futur bébé ne peut pas seul assurer son besoin en DHA, il lui faut compter sur sa mère qui doit se préoccuper de sa propre supplémentation.

Conseils sur les comportements à adopter

Le DHA se trouve naturellement dans le lait maternel avec l'acide arachidonique (AA).

Le développement du cerveau se poursuit après la naissance durant la première année de vie, mais les trois premiers mois de la vie nécessitent un apport très important d'Oméga 3.

Certains parents sont heureux d'avoir des nourrissons aux joues bien rebondies, mais le surpoids va rapidement apparaître. Cette mode des bébés bien ronds, à la croissance rapide, se paiera cher en troubles endocriniens d'obésité, avant le quatorzième anniversaire.

Certaines études sur des animaux et transposables à l'homme laissent dès maintenant supposer que les mauvais Oméga 6 favorisent les croissances rapides. Les Oméga 3 restent neutres démontrant ainsi qu'ils n'agissent pas directement sur la cellule, les systèmes endocriniens, mais demeurent disponibles pour une croissance normalement programmée par le métabolisme.

Est-il "normal" de rencontrer de plus en plus de garçons de treize ou quatorze ans mesurant plus d'un mètre soixante-dix, une barbe déjà épaisse et particulièrement velue ? Il est facile de constater que ces garçons sont souvent agressifs, et présentent une solide musculature.

L'ingestion d'Oméga 6 est nettement excessive, pour cette catégorie d'adolescents, au détriment des Oméga 3.

Certaines études suggèrent qu'il faudrait consommer cinq portions d'Oméga 3 contre une portion d'Oméga 6 (rapport 5/1).

Les ados devraient consommer de fortes concentrations d'huile de poisson sous contrôle médical.

Que faut-il faire ?

Certains spécialistes plus alarmistes conseillent (je partage cet avis) une proportion ramenée à 1/1 c'est-à-dire autant d'Oméga 3 que d'Oméga 6 pour lutter contre le fléau que représente l'obésité enfantine et qui provoquera, qu'on le veuille ou pas, une véritable catastrophe planétaire sous forme de décès ou d'invalidité chez ces jeunes ados avant leurs trente-cinq ans.

Cette habitude devrait leur être imposée par des mères responsables, dès les premiers mois de la grossesse, durant les deux ou trois premiers mois après la naissance, via l'allaitement au sein.

Un panel d'experts recommande d'ailleurs un apport minimum de trois cents milligrammes d'Oméga 3 (EPA/DHA) pendant les trois derniers mois de la grossesse et pendant les trois premiers mois de l'allaitement maternel (Simopoulos 1991 ; 1999).

Un grand nombre d'études démontre que les enfants possédant un taux correct de DHA présentent un éveil nettement supérieur à ceux non supplémentés.

Des insuffisances neurologiques, des tests QI (quotient intellectuel) médiocres, des difficultés dans les études, ont été associées à des naissances prématurées. L'explication en est simple : le placenta contient beaucoup de DHA. Aussi plus le nouveau-né va au terme des neuf mois, plus il profite du DHA placentaire. Plus ce temps est raccourci, moins il en bénéficie.

L'Association américaine du Cœur suggère qu'en apportant une supplémentation périnatale en acides gras polyinsaturés Oméga 3 à longue chaîne, on peut empêcher l'hypertension dans la vie adulte des enfants (Dr Undurti).

À moins de nourrir les enfants avec des laits industriels supplémentés en DHA Oméga 3, la croissance de la cervelle des enfants non nourris au sein sera sensiblement inférieure. Il est souhaitable que les mères se supplémentent modérément au cours de la grossesse en adoptant une alimentation issue de poissons des mers froides, frais ou en conserve, sans oublier les huiles végétales, colza, olive, issues de cultures biologiques première pression à froid avec moins de 0,5 % d'acidité.

Les huiles végétales, de soya ou de colza, sont dépourvues de DHA.

Si la maman est végétarienne, il est souhaitable qu'elle consomme des œufs provenant de poules nourries aux graines de lin, ou qu'elle accepte de se supplémenter en huile de poisson.

Les mamans végétaliennes (qui ne consomment aucun sous-produit animal tels beurre, œufs, fromage, miel, lait...) doivent accepter les carences et leurs conséquences qui se manifesteront au plus tard, immanquablement, dans les quarante premières années de vie de leur enfant !

En mai 2001, la FDA américaine a donné son accord pour supplémenter en DHA les laits destinés aux nourrissons.

Depuis cette date, de nombreux pays dont la France ont suivi cette recommandation. Demandez à votre pharmacien de vous renseigner sur le lait avec lequel vous souhaitez nourrir votre bébé. Interrogez votre pédiatre de famille pour des conseils personnalisés.

- **La vue**

Plusieurs études ont montré que la supplémentation d'Oméga 3 DHA est en rapport avec la fonction visuelle. Le développement visuel des enfants supplémentés est plus rapide comparé à celui des enfants non supplémentés (San Giovanni, 2000).

Leur vision à dix-sept, vingt-six et cinquante-deux semaines est sensiblement meilleure que pour ceux qui n'ont pas reçu de supplémentation.

Pour les adultes, plus l'âge avance plus la rétine continue d'avoir besoin d'un apport suffisant en acides gras qui constituent leurs cellules. Un apport suffisant réduit le risque de dégénérescence maculaire, qui est la cause la plus fréquente de cécité dans le monde (Smith, 2000).

Le DHA joue un rôle capital pour le développement et la protection de la rétine. Il représente près de 56 % des acides gras composants la rétine.

En consommant des poissons riches en Oméga 3 et des compléments d'huile de poisson à chaîne longue, vous diminuez de 50 % vos risques de dégénérescence maculaire liés à l'âge (DMLA).

- **Le système nerveux**

Les acides gras polyinsaturés (AGPI) – huile de poisson Oméga 3 à chaîne longue – semblent diminuer les symptômes de maladies du système nerveux : psychose maniaco-dépressive, épilepsie et dépression. C'est l'équipe du CNRS dirigée par Michel Lazdunski (Valbonne - France), qui a élucidé le mécanisme moléculaire de protection par les AGP ou le DHA en forte concentration dans les huiles de poisson.

En ce qui concerne l'épilepsie, 20 % des patients sont insensibles aux traitements existants.

La compréhension du rôle des AGP sur le système nerveux permet d'envisager de nouveaux traitements pour éviter ou traiter ces maladies invalidantes (d'après les sources de *www.futura-sciences.com*, consultez le site du CNRS *www2.cbrs.fr/presse/communiqué*).

Diminuer le risque d'attaques cérébrales

Chaque année, plus d'un million de personnes sont terrassées par des attaques cérébrales. Les patients qui survivent subissent le handicap de la dépression, de l'hémiplégie ou de l'aphasie (perte de la parole ou difficulté du langage).

Le DHA diminue les dégâts neuronaux provoqués par une ischémie (attaque cérébrale), ou par une crise d'épilepsie. Cet effet passe par la protéine Trek-1 cible connue par les AGPI (http//iis13.domicile.fr).

- **Maladies cardio-vasculaires et durcissement artériel**

Le durcissement des artères, l'accumulation de plaques de graisse sur la paroi interne des artères, constitue la première cause de mortalité en France et dans la majorité des pays industrialisés.

Les propriétés bénéfiques des Oméga 3 de poisson à longue chaîne sur le système cardio-vasculaire ont été constatées et commentées dans les années 1970.

Expérimentalement, les effets des acides Oméga 3 sont nombreux :

– hypolipémiant : fait baisser le taux de graisse dans le sang (cholestérol et triglycéride).

– anti-inflammatoire : qui lutte contre l'inflammation (la cortisone).

– anti-thrombotique : anti-coagulant, anti-agrégant des plaquettes sanguines, évite ou lutte contre la formation d'un caillot dans une veine, une artère,...

– anti-arythmique : lutte contre les troubles du rythme cardiadiaque.

Des études ont comparé le nombre d'infarctus du myocarde dans les communautés esquimaude et danoise. Les chiffres parlent d'eux-mêmes. Sur mille habitants, on constate trois infarctus chez les Esquimaux contre quarante chez les Danois.

Pour le Pr Jean Ferrières (CHU Rangueil), il est certain que les acides gras Oméga 3 contribuent à la variabilité du risque coronaire en Europe.

L'Agence Française de Sécurité Sanitaire des Aliments qui est une agence officielle, incontestée, tout a fait sérieuse et rigoureuse, a réuni un groupe d'experts sur les effets des Oméga 3 en matière cardio-vasculaire. Constat : *"La supplémentation en acide gras Oméga 3 peut avoir un effet bénéfique sur la santé cardio-vasculaire en prévention secondaire."* Cela signifie que l'on reconnaît officiellement les effets bénéfiques des Oméga 3, "seulement" après un accident cardiaque. Il nous semble plus efficace de prévenir cet accident, en conseillant à tous les adultes de se supplémenter en Oméga 3, plutôt que d'attendre d'avoir frôlé la mort pour commencer à se protéger !

En avril 2002, trois journaux très sérieux publiaient en langue anglaise une intéressante étude sur les effets protecteurs des AGPI contenus en abondance dans les poissons des mers froides. Ces Oméga 3 auraient réussi à réguler les arythmies cardiaques à l'origine des morts subites, aujourd'hui encore bien mystérieuses.

Les auteurs ont associé les concentrations d'acides gras de poissons à une réduction importante de mort subite cardiaque chez les consommateurs sans antécédents vasculaires.

Deux études conduites aux États-Unis sur plus de vingt mille personnes affirment qu'une supplémentation en Oméga 3 d'huile de poisson à longue chaîne diminuerait de moitié les risques d'arrêt cardiaque (*sources : Circulation - England Journal of Medicine* du 11 avril 2002 - JAMA).

Le Dr François Lespérance de l'Université de Montréal a fait un curieux constat dont il a tiré une communication dans une conférence organisée par la Chaire Lucie et André Gagnon en 2005 à Québec.

Il affirme qu'une corrélation a été établie entre une faible consommation de produits marins (Oméga 3) et la dépression majeure. Même constat avec les troubles bipolaires.

Une déclaration intéressante

Les patients dépressifs possédaient un taux EPA/DHA plus faible que les patients en pleine forme. "Une telle corrélation est aussi claire dans les maladies coronariennes". Le Dr Lespérance en conclut qu'il est logique de penser que la dépression et les maladies coronariennes puissent être reliées à une déficience en Oméga 3. Il précise que le stress physiologique interne créé par la maladie cardiaque provoque des perturbations pouvant susciter la dépression.

En consommant un gramme par jour (deux capsules d'huile de poisson) votre risque de mourir d'une crise cardiaque serait réduit de 45 %.

Si vous avez moins de trente-cinq ans, que vous ne fumez pas et ne consommez de l'alcool que très modérément, vous devez faire une cure d'huile de poisson de deux fois deux mois dans l'année. Si vous fumez et, consommez régulièrement de l'alcool même modérément et que vous êtes sédentaires, vous devez commencer vers trente ans et ne jamais vous arrêter. Si votre âge est au-dessus de cinquante ans, vous devez en consommer tous les jours sauf avis médical contraire.

Il semble actuellement évident qu'une alimentation riche en Oméga 3 d'huile de poisson à longue chaîne n'apporte que des bienfaits pour la santé, particulièrement pour la protection du système cardio-vasculaire.

Ces bienfaits s'exercent plus précisément sur la coagulation et la baisse des triglycérides (profil lipidique).

Nous savons que l'alimentation des pays riches va de pair avec des triglycérides riches !

Les DHA et EPA produisent une dilatation des vaisseaux en favorisant un vasodilatateur (prostacycline I3) et en diminuant la production d'un vasoconstricteur (thromboxane A2).

Malheureusement, la consommation en Oméga 3 est en forte baisse depuis des décennies. Elle a tendance à légèrement remonter depuis le changement de millénaire (2002).

Les nutritionnistes nous recommandent de consommer et de plus diversifier notre consommation d'huiles végétales, et de manger le plus possible de poissons gras au détriment des viandes dites rouges.

Pour les consommateurs ne pouvant pas, pour des raisons diverses, atteindre ces objectifs, le recours à des compléments alimentaires d'Oméga 3 sous forme d'huile de poisson ou d'huile de table doit être envisagé.

Afin de confirmer le bénéfice d'un apport sous forme de capsules d'huile de poisson, des chercheurs finlandais ont comparé une étude sur des volontaires sains.

Divisés en trois groupes, les compléments étaient repartis de la façon suivante :

– 1er groupe : des capsules d'huile de poisson (DHA + EPA).

– 2e groupe : une supplémentation avec du DHA seul.

– 3e groupe : du poisson cinq fois par semaine.

Le taux de triglycéride a été mesuré dans les trois groupes dès le début de l'étude, puis à quatre, neuf et quatorze semaines.

La baisse des triglycérides a été identique dans les groupes un et trois (capsules ou poissons cinq fois par semaine)

L'effet était nettement moindre dans le groupe deux (DHA seul).

L'explication est que le DHA n'a principalement d'effet que sur le moral et l'équilibre intellectuel. L'EPA remplit un rôle anti-inflammatoire. Mais l'équilibre trouvé avec les deux composants est nettement plus efficace sur les triglycérides que le DHA isolé.

Les Oméga 3 agissent sur les triglycérides mais ils n'agissent pas sur le cholestérol. Ils agissent sur la coagulation sanguine et l'excitabilité du cœur. Ils semblent être efficaces contre l'hypertension par l'intermédiaire des prostaglandines. (Pr Michel Krempf, clinique d'endocrinologie, Hôtel-Dieu de Nantes, France) (*Source : www.quotimed.com Le quotidien du médecin,* avril 2004).

Le durcissement artériel occasionne souvent des douleurs dans la région du cœur et dans les jambes dues à une insuffisance d'oxygène dans les muscles (le premier muscle du corps est le cœur). Les suppléments d'huile de poisson Oméga 3 à longue chaîne avec l'apport efficace d'EPA et de DHA agissent sur le durcissement des parois artérielles et en même temps luttent contre la formation de caillots de sang.

En France, les recherches dans ce domaine se précisent chaque jour (Travaux des Dr J.M Bourre, Pr Cloarec, Dr Michel de Lorgeril, cardiologue chercheur au CNRS).

Cependant, toute la communauté scientifique reste un peu réservée et prudente alors que la recherche s'est considérablement développée en Angleterre et aux États-Unis.

(Dr Barry Sears, Dr Artémis Simopoulos fondatrice du Center for Genetics, Nutrition and Healts de Washington, conseiller auprès de la Maison Blanche).

En Grande-Bretagne, les médecins ont surveillé plus de deux mille patients victimes d'une ou de plusieurs attaques cardiaques. Au cours des deux années d'observation, ceux qui avaient pris un supplément quotidien en Oméga 3 présentaient une baisse d'environ 30 % du taux de mortalité comparé à ceux qui ne prenaient aucun supplément d'Oméga.

De nombreuses études dans le monde confirment qu'une alimentation correctement suivie, doublée par une prise mesurée d'huile de poisson à longue chaîne en complément alimentaire, réduit le nombre d'infarctus. Les spécialistes penchent pour la théorie suivante.

Si l'agrégation des plaquettes sanguines tend à diminuer, le risque obstructif des artères se réduit, et le risque d'obstruction également.

Comment cela est-il possible ? Les Oméga 3 ont un effet antihémostatique et antithrombotique. Chez les hypertendus ils ont un effet hypotenseur et ils abaissent les taux de triglycérides trop élevés. De plus, leur effet antiarythmique est démontré. (*Quotidien du Médecin* 06 janv.2003/ Protocole SU.FOL.OM3/ *www.sufolom3.cnam.fr*).

En ce qui concerne les troubles du rythme cardiaque, le Pr Etienne Aliot (Nancy) confie dans le *"Quotidien du Médecin"* du 8 avril 2005, qu'un faisceau d'arguments va dans le sens d'une réduction du risque arythmique en consommant des Oméga 3. Toutefois, il précise que des études complémentaires sont nécessaires avant de statuer.

• Le cholestérol

Généralités

Il ne faut pas trop faire baisser le dosage du cholestérol sanguin, vous allez comprendre pourquoi.

Le cholestérol est un constituant indispensable à nos cellules : une importante partie est utilisée pour la constitution de la couche lipidique des membranes cellulaires. Il contribue à la fluidité indispensable à la vie des cellules.

Le cholestérol permet à notre corps de fabriquer d'autres substances comme les hormones produites par les testicules, les ovaires, les surrénales, et participe également à la production de la bile.

Notre organisme l'utilise, enfin, pour fabriquer de la vitamine D.

C'est la substance la plus abondante du monde vivant.

C'est un stérol qui a deux origines :

– l'alimentation (exogène),

– par biosynthèse dont le foie est le principal producteur (endogène).

Il est présent dans toutes nos cellules. Son taux trop élevé nous apportera son lot de troubles de santé (athérosclérose, calculs biliaires).

Il existe une seule molécule de cholestérol que l'on nomme souvent "cholestérol total".

"Bon" et "mauvais" cholestérol

Le cholestérol est transporté dans le sang par deux sortes de lipoprotéines :

– les lipoprotéines de grande densité (HDL),

– les lipoprotéines de petite densité (LDL).

Tous deux forment ensemble le cholestérol total.

Quel est le rôle de chaque lipoprotéine et son impact direct sur notre santé ?

• Les HDL récupèrent le cholestérol dans les organes qui en ont trop pour le diriger vers le foie où il sera transformé ou éliminé. Les HDL nettoient nos artères. Les HDL constituent ce que l'on nomme communément le bon cholestérol.

• Les LDL déposent le cholestérol sur les parois internes des artères. Ce cholestérol forme de petites plaques de graisses (plaques d'athéromes) qui s'étendent et s'épaississent au cours des années. C'est ce que l'on nomme communément le mauvais cholestérol.

Si votre dernière analyse de sang vous indique que vous avez trop de "mauvais" et pas suffisamment de "bon" cholestérol, vous risquez fortement d'être victime d'une maladie cardio-vasculaire.

Comprendre votre cholestérol

Ces chiffres concernent les personnes dont les antécédents familiaux ne laissent pas soupçonner une famille à risque et dont l'histoire personnelle ne laisse pas supposer de risques évidents (excès de poids, tabac, alcool, sédentarité, alimentation sans fruits et légumes).

– Cholestérol total inférieur ou égal à 2,20 à 2,30 g/litre

– Cholestérol HDL inférieur ou égal à 2,00 g/litre – supérieur à 0,45 g/l

– Cholestérol LDL inférieur ou égal à 1,50 g/litre

Certains laboratoires d'analyses médicales annoncent depuis peu un taux de cholestérol total inférieur à 2 g/litre dans la colonne des "normes" de la feuille des résultats remis aux patients. Cette pseudo normalité repose-t-elle réellement sur des bases scientifiques ?

Cholestérol et alimentation

Les aliments les plus riches en cholestérol (valeur en milligrammes pour 100 grammes d'aliment) sont :

– les abats et la cervelle (2 000 milligrammes)

– Le foie (300 milligrammes)

– Le foie gras (400 milligrammes)

Le poisson n'en contient que 60 à 100 milligrammes.

Traitements du cholestérol

Trois principes sont à appliquer pour contribuer à faire baisser votre cholestérol et ne pas vous reposer essentiellement sur le "comprimé du docteur".

Ces trois principes doivent venir en première intention avant les médicaments :

– le régime alimentaire adapté à chaque personne,

– la réduction de la consommation de sucres industriels transformés (gâteau, sodas, sucreries) car les sucres deviennent des graisses et pas le contraire.

– l'habitude d'exercices simples comme la marche, à raison de quarante-cinq minutes par jour, la piscine, le jardinage intense, le saut à la corde (cinq minutes par jour en plusieurs séances).

Si vous désirez en savoir plus, interrogez votre médecin : sans doute est-il le mieux à même de vous conseiller.

Vous pouvez consulter le Comité français de coordination des recherches sur l'athérosclérose et du cholestérol (Arcol) *www.arcol.asso.fr*.

Taux de cholestérol et Oméga 3

Un taux de cholestérol et une tension artérielle trop élevés sont les deux facteurs les plus favorables aux maladies cardiaques.

Le tabagisme, les excès d'alcool, la sédentarité, la nourriture rapide style "fast food", le stress sur le long terme, constituent des risques supplémentaires.

Le Dr Michel Krempf pense que les Oméga 3 n'agissent pas sur le cholestérol, mais plutôt sur les triglycérides. Par l'intermédiaire des prostaglandines, ils exerceraient un bon effet contre l'hypertension.

De nombreuses communications scientifiques mettent en évidence que la prise d'un supplément d'Oméga 3 fait augmenter le bon cholestérol protecteur (HDL) tout en abaissant les triglycérides et la tension artérielle.

De nombreuses études démontrent depuis bien longtemps que les huiles de poisson baissent le taux sanguin tant chez l'homme que chez l'animal (*Nestel, Academic Press*, 1986).

- **Dépression saisonnière, dépression de la jeune maman, mauvais moral, dépression**

Les tissus nerveux sont très concentrés en acides gras à longue chaîne (Oméga 3 et Oméga 6). Seule l'alimentation ou la complémentation peut les leur fournir. Les Oméga 3 ou 6 provenant des végétaux dits "à chaîne courte" ne sont pas aussi bien exploités par le cerveau. C'est la raison pour laquelle les expérimentations scientifiques sont réalisées avec les huiles de poisson Oméga 3 à chaînes longues de qualité pharmaceutique, indispensables au fonctionnement des cellules nerveuses.

Les acides gras provenant de l'huile de poisson influent sur la production et la libération de neurotransmetteurs comme la dopamine et la sérotonine.

Sans les acides gras polyinsaturés à longue chaîne, les cellules nerveuses ne peuvent pas se multiplier ou libérer des neuromédiateurs.

Pour être plus précis, rappelez-vous que l'efficacité des Oméga 3 est liée à des hormones spécifiques nommées eicosanoïdes qui proviennent des Oméga 3 et des Oméga 6. Ces eicosanoïdes ont des propriétés anti-inflammatoire et anti-agrégant plaquettaire, mais ces propriétés peuvent s'inverser et favoriser l'inflammation en général ainsi qu'une trop grande fluidité du sang. Toutes ces propriétés sont nécessaires au bon fonctionnement de l'organisme, mais une bonne ou une mauvaise alimentation peut inverser les réactions biologiques

Un bon équilibre entre Oméga 3 et Oméga 6 permet une succession de réactions biochimiques favorables à la production de bons (ou de mauvais) eicosanoïdes, ces superhormones qui favoriseront la production des autres hormones.

Un des deux composants des Oméga 3 est l'acide EPA. Les découvertes relatives à cet acide sont toutes convergentes : la fragilité émotive, comme la schizophrénie et la dépression, sont liées à un taux excessif d'Oméga 6 au détriment de la production d'EPA. En 1996 et 1998, des études scientifiques constataient que les patients déprimés avaient des réserves plus faibles en Oméga 3 que les sujets sans symptômes dépressifs. (Maes ; Smith). Il n'est toutefois pas facile de démontrer si la dépression a fait baisser le taux d'Oméga 3, ou si c'est l'insuffisance d'Oméga 3 qui a provoqué la dépression.

C'est le Dr Andrew Stoll de Harvard, qui le premier, a démontré scientifiquement que l'équilibre émotionnel pouvait être amélioré par un apport nutritionnel en acide gras Oméga 3. Son protocole expérimental mérite d'être relaté ici à titre anecdotique, car il est déconseillé de consommer des doses aussi importantes sans surveillance médicale.

Dans un groupe de patients souffrant d'épisodes dépressifs ou de maladies maniaco-dépressives (maladie bipolaire), un traitement à base de neuf grammes par jour d'un mélange précis de DHA et EPA fut administré aux patients. À l'issue de l'expérience, un seul fit une rechute, les autres se portant parfaitement bien.

En Israël dans une étude déjà publiée, le Dr Nemets a comparé l'efficacité d'un extrait d'huile de poisson (EPA) à une dose équivalente d'huile d'olive chez des patients souffrant de dépression. Ces patients avaient rechuté malgré un traitement anti-dépresseur. En moins de trois semaines, la dépression s'est considérablement améliorée, et les symptômes se sont trouvés réduits de moitié pour tous les patients (Nemets, Stahl et al. 2002).

- **Grossesse, accouchement et dépression**

Nous le répétons, il est maintenant démontré que le bon développement de la rétine et du cerveau du fœtus dépendent d'un bon apport en Oméga 3, principalement de DHA.

Le Dr Marie Josée Poulin est psychiatre et responsable médical du programme de psychiatrie prénatale au Centre hospitalier Robert Giffard à l'Université de Laval (Québec). Elle a beaucoup étudié et analysé tout ce qui concerne les Oméga 3 et la santé mentale des femmes. Elle affirme : *"les femmes enceintes, ou ayant récemment accouché, qui souffrent de troubles psychiatriques doivent absolument être traitées, notamment parce que le taux de suicide est soixante-dix fois plus élevé durant l'année qui suit un accouchement que durant toute autre période de la vie"*. (*reseauproteus.net* du 12/04/2005).

Le Dr Poulin confie que la luminothérapie est également très utilisée, mais que la supplémentation en Oméga 3 s'avère indispensable. Pour plus de précision sur la luminothérapie, relire les chapitres qui lui sont consacrés dans notre précédent livre (*Rajeunir jusqu'à 100 ans*).

Le cas de la femme enceinte

Il semble que les gynécologues soient réticents à conseiller la consommation de poissons aux femmes enceintes ou allaitantes à cause de la contamination possible des poissons par des produits toxiques. Cette crainte n'a jamais été justifiée en Europe. Pour plus de sécurité, il suffit de prescrire des huiles de qualité pharmaceutique EPAX.

Est-ce si difficile à conseiller ?

Au cours de sa conférence du 15 mars 2005 à Québec, le Dr Poulin, invitée par la Fondation Lucie et André Chagnon, affirme que les troubles psychiatriques augmentent dans les mois qui suivent l'accouchement. Il ne s'agit pas d'une petite déprime, mais bel et bien d'une grave dépression : la moitié des femmes ne sera jamais traitée puisque le diagnostic n'aura pas été effectuć.

- **Drogues, alcool et suicide**

Dans le célèbre et incontestable journal médical *"Le Lancet"* d'avril 1998, on pouvait lire que le Dr Joseph R. Hibbeln de l'Institut National de l'Alcoolisme avait observé parmi des volontaires en bonne santé que de faibles concentrations de DHA indiquaient de faibles concentrations d'un marqueur de la sérotonine. Il s'avère qu'une baisse importante de sérotonine est associée à la dépression et au suicide.

Enfin une autre étude a été réalisée dans un Hôpital Harvard, publiée dans le *American Journal of Psychiatry* sur des femmes à l'humeur changeante, très changeante.

Après huit semaines de traitement par un supplément très riche en EPA, leur humeur était plus positive et moins agressive envers leurs proches (Zanarini and Frankenburg 2003).

Le Dr Barbara Levine est professeur en nutrition dans un service du collège médical Weil Cornell de New York. Elle dirige un centre d'information sur les acides gras à longue chaîne d'origine marine. Elle étudie particulièrement les effets du DHA sur les triglycérides et le bon cholestérol HDL chez les patients obèses. Le Dr Levine estime que *"l'on devrait donner priorité à l'étude des antidépresseurs naturels contenus dans les régimes alimentaires - en particulier les Oméga 3 que l'on trouve dans le poisson et les fruits de mer"*.

"Antidépresseurs : pas pour les jeunes". C'est le titre d'un court article paru dans la très sérieuse et parfaitement bien documentée revue mensuelle *Sciences et Avenir* (juin 2005, p. 48). L'Agence européenne du médicament déconseille les antidépresseurs chez l'enfant et l'adolescent. Pour la France, pas moins de onze médicaments sont concernés par cet avis.

Les experts du centre médical du "New York Presbyterian Hospital" demandent que des études soient effectuées sur les effets positifs des Oméga 3 sur la santé mentale, suite à la décision (dernier trimestre 2004) de la Food and Drug Administration (FDA) de faire figurer sur les boîtes d'antidépresseurs la mention du "fort risque de suicide en cas d'utilisation chez les enfants et les adolescents" (*source :* Cornell News du 11/08/2004 - *www.news.cornell.edu/releases/Nov04/oméga-3.html*).

Pour couper l'herbe sous les pieds des timides anti-Oméga 3 qui affirment dans la presse *"que rien n'est certain dans les recherches"*, qu'il n'y a que *"quelques études pas vraiment crédibles", "que la recherche en est à ses débuts"* etc., j'ai eu largement recours aux expériences de grands centres hospitaliers. Je rappelle que les Américains, depuis de nombreuses années, s'efforcent de comprendre les effets des Oméga 3. Mais il y a aussi en France de nombreux chercheurs qui effectuent des recherches dans leur spécialité. Il faut alors se demander pourquoi les résultats ne sont pas communiqués au grand public.

Nous avons en France l'équipe du Pr Lecerf de l'Institut Pasteur de Lille qui a beaucoup travaillé sur les Oméga 3 et la dépression. Il est certain et démontré qu'un processus inflammatoire peut provoquer une dépression, un infarctus ou d'autres pathologies cardio-vasculaires. Le Pr Cloarec a beaucoup étudié lui aussi les Oméga 3 et peut témoigner.

Une expérience au Canada

*Le Dr François Lespérance, psychiatre à l'Hôtel Dieu de Montréal, a exploré la relation entre l'état psychologique de patients souffrants d'une maladie coronarienne et leur taux d'acide dans leur sang. Les patients fortement déprimés présentaient un taux d'Oméga 3 (DHA) plus bas que chez les autres patients. Les patients les plus optimistes présentaient un taux d'Oméga 3 supérieur à 10 % comparés aux malades les plus déprimés (*sources : isodisnatura.fr - Journal Le Monde *30/03/04 -31/03/04 - 07/10/04 ce quotidien assure une rubrique médicale de qualité www.lemonde.fr).*

• Cancer et Oméga 3

Vouloir ou prétendre traiter les cancers avec des huiles de poisson serait au mieux du charlatanisme, au pire, de la folie.

Avec le recul du temps, et l'expérience de nombreux chercheurs dans le monde, il semble évident que les huiles de poisson contribuent à remonter ou à maintenir l'immunité de tous les organismes. Des médecins ont constaté que des huiles de poisson de qualité pharmaceutique, prises à bon escient sous contrôle médical, permettaient de poursuivre les traitements par chimiothérapie ou de rayons sans affaiblir le système immunitaire. Certains traitements lourds de chimio doivent fréquemment être interrompus parce que les paramètres biologiques des patients s'effondrent dramatiquement.

Il n'est pas démontré scientifiquement que la prise d'huile de poisson protège du cancer les populations en bonne santé, mais qui peut le plus peut le moins, dit le dicton populaire. Mais il n'est pas exclu que les Oméga 3 provenant d'acides gras polyinsaturés (AGPI) puissent retarder l'apparition de cancers.

En Europe, a été mis en évidence une association inverse entre les réserves du tissu adipeux en DHA ou en acide alpha linolénique et le risque de cancer du sein sans affirmer clairement un effet protecteur (...) Quelques études concluent cependant en faveur d'un effet protecteur d'une consommation élevée en acides gras (AGPI) Oméga 3 d'origine marine.

Certains auteurs pensent que c'est probablement la proportion d'Oméga 3 par rapport à celle des Oméga 6 qui modulerait l'effet préventif des Oméga 3. Pour les tumeurs mammaires, on a démontré récemment (1999) que la teneur en DHA dans les tissus adipeux était un facteur positif pour bien bénéficier de la chimiothérapie. (Bougnoux. Germain et al.). Cette découverte est importante pour les partisans de cures préventives. D'autres études suggèrent que les acides gras à longue chaîne sont associés à une réduction des risques de cancers de la prostate et du sein.

Une autre recherche sur les Oméga 3, particulièrement sur le rôle du DHA, est tout à fait passionnante. Dans le cas de chimiothérapies pratiquées avant une opération pour réduire la taille d'une tumeur, il est apparu que plus les tissus contenaient de la DHA, mieux la réduction de la tumeur a été obtenue par la chimio. Cela a été démontré sur la tumeur d'un rat traité par chimio (un anticancéreux de la famille des anthracyclines). De quoi faire réfléchir tout autant ceux qui s'opposent aux chimiothérapies, que ceux qui réfutent les recherches sur les Oméga 3.

- **Le Sida**

"Le quotidien du Médecin" du 18 mars 2005 dans un article, très bien résumé sous la plume d'Alain Marie, rappelait à nos mémoires défaillantes qu'une spécialité à base d'huile de poisson (saumon) était prescrite, il y a déjà bien longtemps, avant la mode des Oméga 3 de toutes origines. Cette spécialité était remboursée par la Sécurité Sociale.

Pour une raison réglementaire, cette spécialité fut dans un grand tapage, momentanément retirée des officines, avant d'y revenir plus discrètement. Nous avons cité ce produit dans le précédent livre : *Rajeunir jusqu'à 100 ans* (même éditeur). Ce médicament a servi la recherche dans les hypertriglycéridémies du Sida.

Le Sida en abaissant l'immunité du métabolisme, crée des maladies dites opportunistes, c'est-à-dire qui se manifestent lorsque les défenses immunitaires ne remplissent plus leur rôle de "garde du corps". Par exemple des dermatoses, des maladies pulmonaires, etc. Dans le cas de l'hypertriglycéridémie du sida, une étude a porté sur cent vingt-deux patients dont les taux étaient supérieurs à 2 g/l.

Après huit semaines de traitement à raison de un gramme d'huile de poisson pris en six capsules d'huile, les triglycérides (TG) diminuent de 25,5 % contre une augmentation de 1 % dans le groupe ayant reçu un placebo. Sous ce produit, 22,4 % des patients ont stabilisé leur TG contre 6,4 % dans le groupe placebo. Aucun effet contraire ni aucune interaction médicamenteuse ne furent signalés au cours de cette étude.

Le *Quotidien du Médecin* conclut en rapportant que le Pr de Truchis signale que le seul problème venait du nombre de prises du médicament (les gélules de poisson venant se rajouter au nombre important de spécialités que les malades du Sida doivent avaler au cours de leur traitement habituel).

- **Arthrite rhumatismale**

L'arthrite rhumatismale se caractérise par une inflammation des articulations. Ce sont prioritairement les petites articulations des mains, des pieds, et des genoux qui sont touchées. Quelques études réalisées au Danemark montrent que les patients atteints d'arthrite rhumatismale souffrent moins des raideurs matinales et se sentent beaucoup mieux en prenant un supplément en acides gras essentiels d'Oméga 3 (lire ci-après le paragraphe relatif au psoriasis et aux maladies chroniques).

Comment soigner l'arthrose ?

L'acide gras EPA a pour rôle de lutter contre inflammations de toutes sortes. L'Oméga 3 "Neuro Vital" nous semble le composant le plus riche avec 195 milligrammes d'EPA par capsule et 35 milligrammes de DHA, avec la garantie EPAX de qualité pharmaceutique affichée sur chaque boîte de toute la gamme.

Quatre capsules apportent pour une journée 780 milligrammes d'EPA. De quoi calmer les douleurs !

Si vous souffrez d'une maladie dont le nom se termine en "ite", c'est que vous souffrez d'une inflammation.

Si le nom de votre maladie se termine par "algie" quelle que soit la cause de la maladie, il est certain que vous souffrez beaucoup.

Votre médecin vous donnera alors des anti-douleurs. Je pense que les années à venir vont nous réserver de bonnes surprises dans le domaine des inflammations associées aux douleurs. La médecine générale va probablement unir remèdes chimiques et médecine plus “nature”. Je sais que de nombreux laboratoires pharmaceutiques s’investissent actuellement dans ce sens pour lier dans un même médicament molécules chimiques et composants naturels. Cette perspective ne peut que réjouir les probables souffrants que nous serons dans notre futur grand âge.

Pour l’arthrose qui relève d’une autre affection qui nous guette tous, l’acide EPA doit être complété par une supplémentation de chondroïtine et de glucosamine d’origine marine et de pureté supérieure à 97 % (lire le chapitre qui leur est consacré).

• Dermatologie

Les dermatoses sont souvent très bien améliorées sinon totalement éradiquées par la prise régulière d’huile de poisson de qualité pharmaceutique. Les deux affections les mieux concernées sont l’eczéma et le psoriasis. Cette dernière affection est considérée comme “incurable” par les spécialistes de cette maladie. Puisqu’elle est unanimement considérée comme incurable, on ne risque rien d’essayer un traitement non conventionnel.

Au cours de la IIe International Conference on Essential Fatty Acids, Tel Aviv en 1985, les Oméga 3 ont déjà été présentés comme traitement efficace pour traiter le psoriasis. Les essais réalisés jusqu’à maintenant ont donné de bons résultats en ajoutant certains éléments, dont voici la liste, à l’huile de poisson :

– sélénium
– zinc
– bétacarotène

Les acides gras Oméga 3 redonnent une souplesse à la peau probablement en améliorant la circulation cutanée. Si vous ne souffrez d'aucune pathologie cutanée, la consommation des huiles de poisson vous apportera une jolie peau et un teint nettement plus jeune que les personnes de votre âge.

Sur mille habitants de la population esquimaude qui consomment beaucoup de chairs fraîches de poisson riches en Oméga 3, on constate deux cas de psoriasis contre quarante chez les Danois qui en consomment peu.

Vous avez dit eczéma et psoriasis ?

Le Dr Barry Sears, pionnier américain de la biotechnologie, affirme au vue de son expérience de chercheur et de praticien, que la cause sous-jacente de l'eczéma et du psoriasis est une surproduction de mauvaises eicosanoïdes, en particulier la leucotriène B4 qui, dans une autre affection, provoque la douleur chronique.

Au cours d'une de mes conférences, un participant a pris la parole pour dire qu'il prenait des Oméga 3 d'huile de poisson pour son état cardio-vasculaire, et que son psoriasis s'en était trouvé grandement amélioré, au grand étonnement du médecin prescripteur des Oméga 3. Ce patient a déclaré que puisque *"ça lui faisait du bien à l'intérieur, il avait pensé l'appliquer sur son psoriasis : les effets en avaient été que meilleurs* (hors l'odeur) *en appliquant le contenu de quelques capsules sur son front et le cuir chevelu"*. La recette ne vaut que pour une expérience personnelle mais, encore une fois, vous ne risquez rien d'essayer.

Aujourd'hui les traitements proposés (cortisone et UVB), n'apportent que des soulagements provisoires. Les UVB proposent un avantage modeste pour un inconvénient majeur :

les patients soumis aux séances UVB risquent neuf fois plus de développer un cancer de la peau (*Le régime Oméga 3* - EDP Science - Dr Lorgeril et Patricia Salen pour l'édition française). La cortisone, si elle est bien supportée, n'a dans le temps qu'une efficacité limitée.

Le Dr Barry Sears prétend que *"presque toutes les maladies chroniques ... sont la conséquence d'un déséquilibre eicosanoïdal"*.

Les lapins n'ont pas de lunettes : ils mangent des carottes. Les sardines n'ont pas de rides...

... elles ont des Oméga 3 et de bons eicosanoïdes. Cette plaisanterie ne resterait qu'une boutade de pharmacien si ce n'était l'exacte vérité ; tout au moins pour ce qui concerne la sardine !

Plus sérieusement : la peau est souvent le reflet de notre état de santé et les expressions populaires "teint brouillé" "mine de papier mâché" "faire grise mine" le confirment.

La peau est soumise, chaque jour, à des milliers d'agressions en raison des violentes variations de températures existant entre les pièces souvent surchauffées de nos bureaux et appartements et l'extérieur où froid, vent, soleil nous bombardent d'UVA et d'UVB, sans prendre en compte la pollution atmosphérique...

La peau se renouvelle par une desquamation continuelle. Il faut soulager la peau dans son travail de renouvellement en pratiquant une fois par semaine un peeling, communément appelé nettoyage de peau.

Le vieillissement de la peau devient apparent dès que la première petite ridule se lit sur le visage entre vingt-deux et vingt-six ans au plus tard. C'est le signe visible que votre stock de collagène commence à moins bien se renouveler.

L'exposition au soleil et aux rayons des cabines de bronzage accélère la destruction du collagène. Il est donc conseillé de réduire considérablement notre exposition au soleil entre dix heures le matin et dix-sept heures le soir. Le Pr Jean-Pierre Escandre nous a alerté sur ce danger dès les années quatre-vingts.

Le collagène et l'élastine sont deux protéines qui contribuent à procurer à la fois tonicité et souplesse à notre peau.

Avec la succession des années, les troubles circulatoires s'installent et l'état inflammatoire progresse. Si l'alimentation ne comporte pas suffisamment de bons Oméga 3 et de bons eicosanoïdes, les tissus sous-cutanés ne seront pas correctement irrigués, et l'inflammation gagnera en manifestant des rougeurs, des boutons, et des dermatoses bien connues de votre dermatologue. Une alimentation adaptée est nécessaire, complétée par des huiles de poisson riches en DHA.

Un conseil !

Une grande production de bons eicosanoïdes est la garantie d'une jolie peau que vous pourrez ainsi mieux mettre en valeur avec vos crèmes, gels, et masques habituels.

– Voir adresse en Annexe 1 –

• Plus jamais de stress

Le stress n'existe pas

C'est un sentiment que vous ressentez quand vous n'arrivez plus à vous adapter à une situation. Par exemple : les bruits de la rue, les cris d'un bébé, le comportement d'une personne de votre entourage. Vous commencez à stresser lorsque vous ne supportez plus ce que vous qualifiez de contrainte.

Votre cerveau surchauffe comme le moteur de votre voiture quand il manque d'huile. Vous aussi vous manquez d'huile, mais d'huile de poisson avec de bons eicosanoïdes.

Si ce stress entraîne pertes de mémoire, difficultés de concentration, troubles du sommeil, c'est que votre corps produit trop de cortisol, une substance sécrétée par les glandes surrénales pour vous doper. Ce cortisol agresse le cerveau ainsi que certaines cellules nerveuses. En vous "supplémentant" en huiles de poisson, le taux de cortisol baisse, et votre cerveau est ainsi bien protégé.

Raisonner l'absorption de sucres

Vous avez certainement observé que votre besoin de consommation en sucre augmente dans les périodes de stress. Les étudiants consomment plus de sucre en période d'examen ou de révisions importantes. Pourquoi ?

Si vous apportez de mauvais sucres à votre cerveau, il produira plus d'insuline et épuisera foie et pancréas. Une heure après, vous aurez à nouveau envie de sucre. Le cycle infernal est en route.

Dans ces périodes boulimiques, commencez par consommer plus de sucres lents, de féculents et beaucoup de légumes cuits mélangés (par exemple) à du riz comme le riz thaïlandais, des plats de ratatouilles, de couscous (sans les viandes grasses). Chassez de votre réfrigérateur les boissons sucrées avec ou sans bulles !

Si vous suivez mes conseils, vous sortirez de ce cercle infernal sans efforts. Tous ceux qui, comme moi, ont été obligés d'écrire, de créer, d'inventer, ont connu cette boulimie de sucrés. Il est facile d'y résister si l'équilibre nutritionnel est réalisé par une consommation importante d'Oméga 3 à longue chaîne, sous forme d'huile de poisson.

La sérotonine

Tous les antidépresseurs ont pour vocation d'utiliser la sérotonine.

On les appelle les "recapteurs de sérotonine". La forte consommation d'antidépresseurs place les Français en tête dans le monde. Vous avez bien lu ! Nos habitudes alimentaires y seraient-elles pour quelque chose ?

> ***Qu'est-ce que la sérotonine ?***
>
> *Supprimer le stress c'est commencer à comprendre la sérotonine.*
>
> *La sérotonine est synthétisée à partir du tryptophane, un autre acide aminé dit essentiel, car il n'est pas produit par le corps, mais fourni par l'alimentation. C'est un neurotransmetteur qui passe d'un neurone à l'autre afin de communiquer un message.*

On a identifié quinze types de récepteurs de la sérotonine. C'est la raison pour laquelle elle est impliquée dans de nombreux troubles neurologiques et de maladies différentes comme la boulimie et l'agressivité.

Une des causes de la violence urbaine ou des banlieues "chaudes" se trouve peut-être dans les habitudes alimentaires et la production de sérotonine des délinquants.

C'est à San Diego, en 1995, que s'est déroulé le vingt-cinquième congrès annuel de la Société des Neurosciences. Un lien paraît établi entre de faibles taux sanguins de sérotonine, et des comportements agressifs.

Cette relation peut être retrouvée chez les "anti-sociaux" en général, mais particulièrement chez les alcooliques et les impulsifs.

Si on appauvrit le corps en tryptophane, qui est le précurseur de la sérotonine, on provoque une augmentation de l'agressivité.

La sérotonine n'est pas la seule concernée ; la dopamine et la noradrénaline sont impliquées dans de nombreuses pathologies.

Parmi les plus courantes, on peut citer :

– les dépressions de la ménopause et du post-partum (dépression après accouchement).

– les troubles du sommeil, la fibromyalgie, et le syndrome de la fatigue chronique.

– l'alcoolisme et certaines drogues comme l'ecstasy en particulier car elle influence positivement l'humeur. Malheureusement, il s'agit de la drogue la plus épouvantable, car dès la première prise, elle détruit irrémédiablement des cellules cérébrales (*www.lecerveau.mcgill.ca*).

Le taux optimal de sérotonine dans le sang ne suffit pas, il faut que les récepteurs spécifiques sur les neurones soient correctement placés pour fonctionner.

– la sexualité est, elle aussi, dépendante de l'insuffisance de sérotonine dans le sang. La baisse du désir (libido) et les troubles de l'éjaculation en sont souvent les manifestations.

Huile de poisson et sérotonine

Notre alimentation a réduit considérablement les taux normaux de sérotonine que notre corps est en mesure de produire. Les doses de poisson favorisent une libération de sérotonine, cette merveilleuse hormone qui nous évite le stress. Essayons de consommer plus de poissons riches en Oméga 3 ; et supplémentons-nous en quantité correctement dosée d'huile de poisson.

En aucun cas, vous ne devez cesser de consommer votre antidépresseur pour le remplacer par des Oméga 3 de poisson sans en parler à votre médecin. Les deux produits ne sont pas incompatibles entre eux. La preuve : votre médecin ne vous a pas interdit de manger du poisson des mers froides avec les antidépresseurs.

Le Dr Barry Sears affirme *"qu'il est démontré que le Prozac améliore l'humeur des individus normaux en haussant leur taux de sérotonine."*

Si vous maintenez ou augmentez à la fois votre taux de dopamine et de sérotonine, vous vous sentirez plus calme et ne subirez plus le stress. Les problèmes se présenteront toujours à vous, mais vous serez à même d'y réfléchir posément, votre concentration sera totale parce que votre cerveau pourra évacuer tout ce qui ne concernera pas le problème majeur. Si vous êtes un artiste en mal d'inspiration, un écrivain face à sa feuille blanche, un étudiant paralysé devant son devoir ou un examinateur timide, la sérotonine et sa comparse, la dopamine, vous seront indispensables. Mes conseils sur les Oméga 3, l'expérience du Dr Barry Sear, ou le prozac vous y aideront.

À vous de choisir !

À lire, du plus simple : *La peau de la vie* du Dr Rombi aux Éditions Romart, au plus complexe : *Le juste milieu dans votre assiette* et *Les secrets du juste milieu dans votre assiette* du Dr Barry Sears aux Éditions de l'homme, enfin *Le régime des stars*, de B. Sears aux Éditions Le Cherche Midi.

– Voir adresse en Annexe 1 –

Chapitre XVI

LA MER EST UN DOCTEUR

1. ARTHRITE ET ARTHROSE

L'arthrite est une des maladies les plus courantes des pays industrialisés et comporte une centaine de variantes. Il existe de nombreux médicaments distribués par l'industrie pharmaceutique, censés la traiter.

Depuis quelques années, des recherches scientifiques ont validé l'efficacité de substances naturelles ayant des propriétés anti-inflammatoires. Parmi les plus efficaces et les plus connues, on distingue le sulfate de glucosamine, le sulfate de chondroïtine, la griffe du diable, les Oméga 3 d'huile de poisson riche en EPA et le concombre de mer qui est un oursin.

2. UN OURSIN CONTRE LA DOULEUR

Depuis au moins cinq mille ans, les médecins chinois prescrivent le concombre de mer à leurs patients souffrant des articulations y compris les tendinites.

En Australie, au centre médical du Queensland de l'université Queensland School of Medicine, le rhumatologue A. Hazelton a mené une étude sur des arthritiques ayant pris du concombre de mer : une diminution des raideurs articulaires matinales et une amélioration nette de leur formule sanguine furent constatées.

Une autre étude menée, celle-ci à Jersey aux États-Unis s'est révélée également positive sur trente-quatre patients ayant suivi sans succès des traitements anti-inflammatoires non stéroïdien (AINS).

Dans cette étude, le concombre de mer fut prescrit pour traiter avec succès l'arthrite rhumatoïde, la spondylarthrite ankylosante, l'ostéo-arthrite, et certains autres troubles articulaires. La douleur, l'enflure, l'inflammation et la souplesse articulaire furent grandement améliorées.

Le concombre de mer (bêche de mer) provient principalement de la grande barrière de corail au nord-est de l'Australie.

Certaines autres substances végétales comme la reine des prés, la griffe du chat, les Oméga 3 EPA, ou le cassis peuvent lui être ajoutés pour compléter son efficacité.

3. LA GLUCOSAMINE

Ce sucre aminé est extrait de crustacés marins. Il a la faculté de renforcer le mécanisme de protection du cartilage et participe à sa formation. Il contribue à soulager la douleur.

Il est nécessaire pour tous les cas de problèmes articulaires :

Il joue sur trois registres pour remplir son rôle de régénérateur des articulations :

– Il apporte des substances qui freineront la dégénérescence et l'inflammation.

– Il contient des composants qui favorisent la régénération des articulations.

– Ses antioxydants naturels protègent les articulations de l'oxydation par les radicaux libres.

4. LA CHONDROITINE SULFATE (SULFATE DE CHONDROÏTINE)

Ce mucopolysaccharide est un des composants importants des os, des tendons, et du cartilage. Sa molécule est extraite des cartilages de poisson sauvage. Cette molécule possède deux fonctions principales :

– Irriguer le cartilage afin de lui conférer son rôle d'amortisseur spongieux.

– Inhiber l'action des enzymes destructeurs du cartilage.

5. L'ASTHME

Une maladie qui se développe

Il est un fait certain : l'asthme est en forte progression dans tous les pays, particulièrement dans les pays industrialisés.

C'est une maladie respiratoire caractérisée par une inflammation des bronches. Les voies aériennes se rétrécissent et le malade n'arrive plus à remplir d'air ses poumons.

La médecine conventionnelle traite la crise par l'emploi d'un broncho-dilatateur inhalé. Parfois, dans les cas les plus graves, de la cortisone ou d'autres produits sont injectés par piqûres. Il est conseillé de ne pas stationner sous certains arbres ou de sortir quand les pollens sont au plus fort de la saison, au printemps en général. Certains aliments peuvent déclencher une crise d'asthme chez les sujets sensibilisés.

Parmi les aliments marins pouvant déclencher une crise, citons les poissons et les crustacés.

Asthme et acides gras oméga 3 de poisson

Des études permettent d'établir un lien inverse entre la consommation d'huile de poisson et l'incidence de l'asthme. Les experts affirment que la consommation d'Oméga 3 ne comporte pas de risque pour la santé. Les autorités médicales de certains pays estiment ne pas disposer de preuves cliniques pour conseiller aux asthmatiques d'en consommer beaucoup plus.

En attendant les résultats de ces guerres idéologiques et commerciales, force est de constater que l'alimentation est déséquilibrée en Occident : les adultes comme les enfants seront bien inspirés de se "supplémenter". On prend moins de risque en se "supplémentant" qu'en accumulant des carences.

Les événements très graves qui se déroulent sur le front de la grippe aviaire, alors que j'achève cet ouvrage, démontrent que les leçons du passé (amiante, Tchernobyl, sang contaminé...) ne sont pas prises en compte...

Asthme et huile de foie de chimère

La chimère est un petit requin dont le foie regorge d'une huile dont le taux en alkylglycérols est supérieur à 50 %.

Ce pourcentage en produit actif est deux fois supérieur aux quantités contenues dans les huiles de foie de requin que l'on trouve couramment dans le commerce des compléments alimentaires.

Les alkyglycérols sont des corps gras naturellement présents dans l'homme. On en trouve dans le lait maternel, mais également dans la rate, le foie et la mœlle osseuse.

Devinette : *qui du lait de mère ou du lait de vache contient le plus d'alkylglycérols ?* Réponse : le lait de mère.

Dans les deux sens du terme, le système immunitaire est notre véritable garde du corps. Tous les parasites, les bacté-

Les alkylglycérols

Les alkylglycérols sont naturellement présents dans la rate, le foie, la moelle osseuse, ainsi que dans le lait maternel. Tous ces organes sont impliqués dans le système immunitaire.

C'est ce système immunitaire qui nous protégera aussi bien dans les pathologies de l'hiver que dans les inflammations immunitaires, ou l'asthme.

ries, et les virus qui envahissent notre corps sont neutralisés et détruits par ce garde du corps unique dans notre biologie.

Ce système comprend les amygdales, la rate, la moelle osseuse, les globules blancs, le thymus, les plaques de Peyer (ce sont des groupements de cellules lymphatiques qui se trouvent situées dans l'intestin grêle, elles agissent à la manière d'une barrière interne). La peau et les muqueuses font également partie de notre système immunitaire. Si vous subissez une blessure, quelle que soit la partie de votre corps concernée, votre système immunitaire enverra des globules blancs pour vous défendre, et éviter l'infection. Dans le cas d'un système immunitaire déficient, l'infection pénétrera dans le corps et l'envahira totalement en provoquant une septicémie qui, non soignée, entraînerait la mort. Le mucus, les larmes, entre autres protecteurs, piégeront le mal.

Si vos conditions de vie sont bonnes, si votre alimentation est correcte, si vous vous oxygénez suffisamment chaque jour, si vous vous "supplémentez" correctement sans excès ou utilisez des remèdes naturels, vous préservez votre système immunitaire. Souvenez-vous : "les antibiotiques, c'est pas automatique".

Le système immunitaire est renforcé par le zinc, les vitamines A, C, E, les Omégas 3.

Posologie

Pour une capsule de 500 milligrammes d'huile de foie de chimère, vous aurez environ 250 milligrammes d'alkylglycérols. Pour un adulte, il faut compter trois capsules par jour en trois prises.

L'huile de foie de chimère est un puissant stimulant immunitaire qui peut jouer un rôle capital dans la prévention ou le traitement de l'asthme en complément des traitements conventionnels.

6. LE MAGNÉSIUM MARIN

a) Qu'est-ce que le magnésium ?

La mise à disposition du magnésium marin (Mg) sur le marché de la pharmacie et de la diététique est récente.

Nous devions auparavant nous contenter du chlorure de magnésium d'une grande efficacité, mais que tout le monde ne supportait pas. Le chlorure de magnésium appartient à une grande famille "magnésienne" qui comporte de nombreux sels ;

- chlorure de magnésium
- sulfate de magnésium
- iodure de magnésium
- hydroxyde de magnésium
- citrate de magnésium
- gluconate de magnésium
- glycérophosphate de magnésium
- lactate de magnésium
- oxyde de magnésium
- pidolate de magnésium
- carbonate de magnésium...

Certains sont toxiques, agressent les reins, ou provoquent des coliques et autres débâcles intestinales mémorables.

Au cours des années soixante-dix, le plus utilisé était le chlorure de magnésium. Aujourd'hui l'un des sels les plus employés est le lactate de magnésium.

Mais le magnésium marin est de plus en plus exigé par le consommateurs malgré la vingtaine de spécialités vendues en pharmacie.

Le magnésium est un métal blanc très inflammable. En photographie il fut longtemps utilisé pour produire une lumière artificielle (le flash).

Il est présent dans tous les tissus et tous les organes. Son rôle est capital dans certaines fonctions dont :

– l'excitabilité et la conductibilité neuromusculaire ;

– l'équilibre des graisses et des sucres ;

– la contribution à la défense du corps : anti-allergique, anti-inflammatoire, anti-stress, formation des anticorps, protecteur du cœur et des artères. *Une bonne partie des nombreuses pathologies quotidiennes proviennent d'un déficit en magnésium.*

L'origine de ces carences est diverse, mais le déficit du magnésium dans l'alimentation est évident. L'appauvrissement des sols lié à une agriculture intensive contribue largement au déficit magnésien des aliments. Le raffinage des farines, du riz, du sel et du sucre nous prive de ce précieux aliment.

Dans le corps humain

– 60 % dans les os,
– 40 % dans les tissus et les organes,
– 1 % dans les liquides extra-cellulaires.

Il est dit "essentiel" car non synthétisé ni transformé dans l'organisme. Son apport est exclusivement externe (alimentation ou "supplémentation").

Il est capital pour contrôler plus de trois cents réactions métaboliques.

Près de 70 % de la population souffre ou a souffert d'un manque de magnésium.

b) Les symptômes du déficit en magnésium

Les symptômes les plus connus sont les contractions musculaires, et les crampes musculaires, les palpitations, les troubles du sommeil, l'hyperémotivité, sans oublier le symptôme le plus célèbre : la "boule" dans la gorge. Les maux de tête sans causes apparentes et certaines douleurs du dos sont souvent un symptôme de déficiences magnésiennes.

Les signes de Trousseau et de Chvostek peuvent être pratiqués par votre praticien qui suspecte un déficit.

Le signe de Trousseau consiste à placer un garrot sur un endroit précis du bras et à constater la réaction musculaire pour l'interpréter. Seul un médecin est habilité à pratiquer cet examen et à poser un diagnostic.

Le signe de Chvostek est une percussion pratiquée à l'aide d'un petit marteau médical en caoutchouc sur une joue. Le réflexe observé sera encore une fois interprété par votre médecin, seul habilité au diagnostic.

Deux examens sanguins sont indispensables pour établir un diagnostic sérieux : le dosage du magnésium plasmatique et celui du magnésium érythrocytaire.

Comment traiter le manque de magnésium ?

Consommez le plus possible d'aliments non raffinés : pain complet, farine complète, pâtes complètes, riz complet, etc.

> **Attention aux aliments acides !**
>
> *Certaines personnes ont un métabolisme sensible aux aliments acides, principalement s'ils sont consommés simultanément. Sont concernés : les citrons, les oranges, les pamplemousses, les clémentines, le vinaigre en excès, les aliments ayant macéré dans le vinaigre (cornichons, oignons...), les jus de tomate, le yaourt (consommé de façon immodérée).*

Chacun de ces aliments ne provoque pas de baisse de magnésium, mais si vous les consommez tous dans une journée et que vous constatez des tremblements, des crampes, une nervosité exacerbée, ne soyez pas étonné. Si vous êtes attiré par les saveurs acides, vous pouvez tenter de vous modérer et de consommer du magnésium marin assimilable.

En supprimant l'excès de certains sodas, vous aiderez également votre métabolisme à se rétablir.

Augmentez votre apport en magnésium en ne consommant que des boissons très riches en magnésium :

- Appolinaris
- Didier
- Vittel Hépar
- Mont Roucous

Saupoudrez tous vos aliments avec un peu d'algues marines sèches.

Faites des cures de bigorneaux, de conques, de coques, d'huîtres, de palourdes, et supplémentez-vous en magnésium marin ou demandez à votre maison de diététique de vous conseiller. Votre pharmacien a probablement développé un rayon compléments alimentaires dans lequel vous trouverez du magnésium marin. Attention aux étiquettes, car certains produits ne contiennent que peu de matière active...

Le magnésium est la clé de voûte de l'absorption et de l'assimilation de nombreux éléments dont le calcium et le potassium. Trop de calcium peut entraîner une baisse de magnésium.

Si votre magnésium n'est pas d'origine marine, ne prenez pas du calcium et du magnésium au même repas.

Il est possible de dresser une liste de certaines affections qui peuvent être évitées ou atténuées en apportant, seule ou accompagnée, une quantité de magnésium assimilable :

– protection cardio-vasculaire,
– synthèse des protéines,
– immunité,
– protection nerveuse,
– appareil génital homme et femmes,
– os et articulations,
– allergies,
– protection du foie et des reins,
– poliomyélite (travaux du Dr Neveu),
– infections,
– vieillissement,
– grippe.

Contre-indications :

– insuffisances rénales,
– infections urinaires en phase aiguë,
– myasthénie (maladie auto-immune musculaire).

7. LE CALCIUM MARIN

Le calcium est le minéral le plus abondant du corps humain. Une mauvaise alimentation et le vieillissement, ou l'addition des deux, favorisent la réduction du calcium par perte ou carence. Le risque de non croissance des enfants et la probabilité d'être victime de l'ostéoporose sont les principales raisons de se "supplémenter" si le corps n'est pas régulièrement exposé à un peu de soleil et à une abondante lumière.

Le rachitisme est en voie de disparition dans l'Europe de l'Ouest.

Vous craignez de manquer de calcium., vous basez votre alimentation sur votre consommation de calcium, vous étudiez scrupuleusement les emballages de ce que vous consommez… Alors détendez-vous et lisez ce qui va suivre. Vous échapperez ainsi à une paranoïa contagieuse. Il est évident que nous devons consommer du calcium et du magnésium pour nourrir notre squelette et entretenir notre système nerveux.

Lait ou soja ?

Si les laitages peuvent nous apporter ce dont nous avons besoin, de nombreux autres aliments jouent un rôle identique.

Une partie importante de la planète vit aussi bien que nous. Les Asiatiques consomment beaucoup plus de soya que de lait, se portent à merveille, et présentent moins de cancers hormonaux dépendants.

Le calcium que vous consommez en absorbant des produits laitiers ne sera assimilé qu'à 30 %.

Un bol de brocolis cuits à la vapeur, équivaut à un verre de lait. Qui le sait ?

Parmi les produits de la mer, vous trouverez une excellente source de calcium dans les sardines, les maquereaux, le saumon rose avec les arêtes, les algues hijiki, wakamé, etc.

Le Dr Alan R. Gaby, médecin américain spécialisé en nutrition, est l'auteur du livre *Preventing and Reversing Osteoporis*. Il affirme que le nutriment le plus important pour la santé osseuse est le magnésium. Les aliments qui contiennent à la fois du magnésium et du calcium sont, complète-t-il, *"le quinoa, les légumes verts, les noix, et les légumineuses"*.

Vous en trouverez dans tous les légumes que vous cultiverez ou que vous achèterez dans les boutiques de produits bio. Les feuilles des navets et des betteraves en sont très riches. Mettez-en dans vos soupes ou faites les sauter dans une poêle avec un peu d'huile d'olive. Faites la même chose principalement avec les algues hijiki ou wakamé, mais aussi avec toutes les algues du commerce.

Le calcium joue un rôle capital dans le fonctionnement de la thyroïde, la coagulation sanguine, il active une enzyme de la digestion, la lipase, dont le rôle est de digérer les gras (certaines huiles de poisson qui contiennent des Oméga 3 sont extraites par un procédé alcoolique qui inhibe la lipase pancréatique : les gras et les huiles de poisson, dans ce cas, ne sont pas correctement digérés).

Pour absorber le calcium, le corps doit posséder suffisamment de vitamine D, la vitamine du soleil. Exposez-vous à la lumière sans que votre corps supporte directement les rayons nocifs du soleil (votre corps à l'ombre, face à une source d'ensoleillement).

Les médecins prescrivent sur ordonnance un médicament chimique à base d'ergocalciférol qui est un complément vitaminique utilisé pour prévenir ou traiter les carences en vitamine D.

Surveillez votre taux de vitamine D en cas de prise de diurétiques.

Marchez, faites du sport mais ne restez pas immobile ou assis, cela nuit à l'assimilation du calcium.

Conseils diététiques :

Si vous présentez des troubles de la calcification, examinez ce que vous buvez. Supprimez les mauvaises habitudes qui consistent à consommer beaucoup (pour certains organismes un seul verre par jour devient péjoratif) de boissons gazeuses, surtout celles qui contiennent du phosphore, du sucre, de la caféine, ou de fortes proportions de potassium (qui est un diurétique). Un verre peut passer, pas au-delà.

Consulter avec profit : *www.passeportsante.net*

8. L'OSTÉOPOROSE

L'ostéoporose est une grave affection qui affecte particulièrement la femme à partir de quarante ans et au-delà.

On estime à cinquante mille les nouveaux cas de fractures du col du fémur, chaque année, en France. Ce chiffre pourrait tripler à l'horizon 2050...

Le risque de fracture du col du fémur augmente avec l'âge. Les femmes sont les plus exposées, principalement les femmes de race blanche. On dénombre environ soixante-cinq mille cas par an de fractures vertébrales. Certaines sont constatées à la suite d'un examen radiologique de routine, d'autres après une chute ou un accident. L'expression tassement vertébral est en fait une "mini" fracture.

En France, l'ostéoporose touche 40 % environ des femmes ménopausées et plus de la moitié de celles de plus de soixante-quinze ans. (*Source :* Fondation Recherche Médicale - *www.frm.org/informez*)

En général, nous n'absorbons seulement que la moitié des apports calcium/phosphore nécessaires.

Les specialités pouvant vous apporter un calcium marin commencent à inonder le marché de la diététique et de la pharmacie. Dans la composition obligatoirement marquée sur la boîte, vous devez trouver calcium, phosphore (souvent à base d'arêtes de poisson, assimilable) ainsi que de la vitamine D.

Ostéoporose et vitamine "K"

Deux biochimistes, Doisy (États-Unis) et C.P. Hendrik (Danemark) ont partagé le prix Nobel 1943, après avoir isolé la vitamine K1 dans de la luzerne, une vitamine très utile à la solidité des os.

Lithothamne (lithothamnium calcareum)

Il s'agit d'une petite algue de deux centimètres. Elle cristallise sur son thalle, tous les éléments de l'eau de mer, mais particulièrement le calcium. Il est possible de la distinguer à une profondeur de vingt centimètres. Depuis très longtemps, les producteurs d'agriculture biologique la récoltent pour enrichir naturellement les sols. Son pH est de 10, et permet d'améliorer le pH du sol, ainsi que sa porosité et sa densité. Le lithothamne contient, en plus du calcium, magnésium, sodium, soufre, fer, cuivre, zinc, molybdène, bore, cobalt, ainsi qu'une dose non négligeable d'iode.

Cette curieuse petite algue est très intéressante par sa richesse en carbonate de calcium à la fois anti-acide, tout en apportant du calcium sous une forme particulièrement assimilable.

Le carbonate de calcium du lithothamne neutralise l'acidité gastrique grâce à un effet "basifiant" au moment de vous coucher. Avalez avec un verre d'eau de table, trois ou quatre gélules de lithothamne. Il n'y a aucune contre-indication et vous ne risquez rien d'essayer en attendant de consulter votre thérapeute habituel.

Si vous n'obtenez aucun résultat en moins d'une semaine, inutile d'insister, votre gêne digestive ne doit pas être traitée en automédication.

9. LE SÉLÉNIUM

Le sélénium est un élément trace très présent dans les éléments marins. On en trouve également dans certaines céréales. Le corps en demande en moyenne soixante-quinze µg (microgrammes) par jour. Les autorités médicales de tous les pays s'entendent pour recommander de ne pas dépasser cent µg par jour d'une façon régulière. Dans la pratique, cette dose n'est jamais dépassée, la consommation habituelle se révélant inférieure à la moitié. Pour ceux qui souhaitent se "supplémenter" par des compléments alimentaires, il est conseillé de ne jamais dépasser la dose de prudence de deux cents µg qui, à elle seule, est énorme et peut provoquer des troubles sérieux tout en ralentissant considérablement les renouvellements cellulaires. Certains troubles cutanés peuvent apparaître au cours d'une cure excessive. L'alimentation apporte suffisamment de sélénium. La mer nous permet de nous supplémenter facilement. Par exemple, sachez que cent grammes de seiche apportent cent milligrammes de sélénium.

Le *Quotidien du médecin* du 5 novembre 1999, titrait : *"Insuffisance cardiaque chronique : une carence en sélénium est mise en cause"*.

Une étude française attire l'attention du corps médical sur l'intérêt potentiel du sélénium et suggère que son adsorption expliquerait le faible nombre d'insuffisances cardiaques constatées dans les pays méditerranéens.

Miraculeux sélénium

Le sélénium est un des nombreux agents antioxydants que l'on trouve aussi bien dans l'alimentation courante que dans des compléments alimentaires.

Il est reconnu comme protecteur de nombreuses formes de cancer, des cataractes, et de quelques autres maladies.

À Venise, au cours du 5e Symposium international sur les facteurs de risque cardio-vasculaire, le Dr Michel de Lorgeril co-auteur de l'étude de Lyon, affirmait que *"le sélénium est probablement un déterminant de la sévérité de l'insuffisance cardiaque et que son manque d'apport est certainement impliqué dans l'augmentation de l'incidence de la maladie actuellement observée..."* (*Source : Quotimed* 5/11/99)

10. LE CORAIL PLUS EFFICACE QUE LA MORPHINE ?

La découverte peut surprendre, mais elle très sérieuse. La toxine botulique, célèbre pour réduire certaines rides, est déjà utilisée en esthétique, dermatologie, neurologie et ophtalmologie. Elle empêche la transmission nerveuse au niveau de certaines synapses.

Selon Ket Foster (Porton Down - Royaume Uni), l'union d'une protéine de l'arbre corail E. christagalli, et de la toxine botulinique peut soulager durablement les souffrances. Une protéine de ce corail est curieusement attirée par la toxine botulique.

Les douleurs traitées ont été soulagées pendant plusieurs jours après une seule injection.

La voie expérimentale sur l'homme nous confirmera dans peu de temps si cette injection peut être transposée à l'homme. La morphine, dont le temps d'action est très court, a peut-être trouvé, grâce à ce corail marin, un utile successeur.

11. LA MÉNOPAUSE

Il ne s'agit pas d'une maladie ni d'une carence pathologique. La ménopause ainsi que la période qui la précède fait partie des différents cycles de la vie. Les fonctions physiologiques changent en provoquant des inconvénients mineurs, mais très perturbants pour le confort de la femme.

Les risques vasculaires ainsi que l'ostéoporose menacent la femme ménopausée.

La médecine officielle conseille la surconsommation de vitamine D et de laitage censée apporter du calcium, les algues procurant également de grandes quantités de calcium, et de minéraux assimilables, de par leur structure même.

Au Japon, des recherches et analyses incontestables montrent que l'hijiki (iziki) contient quatre cents fois plus de calcium que le lait.

Les algues contiennent une forte concentration d'iode qui a la particularité de protéger un organe vital : la thyroïde. Elles ont la particularité de réguler la thyroïde dans certains cas de dysfonctionnement : une hypo comme une hyperthyroïdie, bien que ces deux pathologies fassent partie des affections les plus difficiles à traiter pour les endocrinologues.

On trouve facilement dans les commerces d'alimentation à orientation asiatique des algues des trois origines : Japon, Chine, France. Kumbu, hiziki, haidai, wakame se consomment en extraits, fraîches ou reconstituées, crues, en soupe ou en salade, seules ou mélangées à d'autres légumes.

12. LE CANCER DE LA PROSTATE

En Suède, une étude effectuée pendant trente ans auprès de six mille deux cent soixante-douze hommes associe les huiles de poisson à un faible risque de cancer. D'après les conclusions, plus la consommation de poisson est importante, plus la fréquence de cancers de la prostate diminue. Cette étude ne démontre pas que c'est la consommation de poisson qui apporte ce résultat. Peut-être le simple fait de diminuer sa consommation de viande favorise la réduction de ce genre de cancer.

Les nombreuses études que nous avons consultées, concluent toutes dans le même sens : un régime riche en fruits et légumes (oignon et tomate) et poissons gras réduirait le risque de cancer de la prostate.

13. LES VÉGÉTARIENS SONT EN MANQUE

Il n'est pas facile, en quelques jours, de passer du steak haché de cheval deux fois par jour ou du poulet quotidien pendant vingt, trente voire cinquante ans, au régime crétois salade verte et huile d'olive.

Si votre tête a décidé de modifier votre façon de vous alimenter, votre corps et votre métabolisme ont besoin d'un certain temps pour s'adapter. Tout se fera progressivement. Vous devez bien définir la raison profonde qui vous conduit à supprimer la consommation de viande. Si nécessaire, faites-vous aider pas une personne de confiance qui est déjà passée par cette conversion. Une diététicienne peut vous être une utile conseillère. Les naturopathes sont formés pour vous aider aussi bien dans le régime alimentaire que dans une éventuelle supplémentation sous forme de gélules ou de comprimés nutritionnels.

Il est reconnu que la conversion au végétarisme peut, dans certains cas d'affections graves, contribuer au rétablissement. C'est le cas pour les maladies cardio-vasculaires. Mais il ne faut pas oublier l'obésité, le diabète ainsi que des affections digestives comme le cancer du colon qui peuvent être prévenus par une consommation de légumes et de fruits au détriment des aliments carnés. L'alimentation végétarienne va de pair avec une surveillance globale de l'alimentation ainsi qu'une réduction de la consommation de cigarettes et une forte diminution de l'alcool. L'activité sportive ou la marche remplace la sédentarité et le grignotage intempestif.

En principe, le végétarisme n'empêche pas de consommer des sous-produits animaux tels beurre, œuf, fromage (B.O.F.). Ceux qui suppriment ces trois produits sont des végétaliens.

Les végétaliens compensent les carences possibles provoquées par la suppression des B.O.F. par une consommation excessive de suppléments en calcium. Cette supplémentation de calcium peut nuire à l'absorption du zinc et du fer. L'excès de l'un peut nuire à l'absorption de l'autre. Il est conseillé de prendre les supplémentations de calcium au cours du petit déjeuner, ou entre les repas *(www.passeportsante.net)*.

Où trouver vos suppléments dans la pharmacie marine ?

– Calcium : le lithotamne contient du calcium assimilable.

– Fer : spécialement les algues hijiki et spiruline des eaux douces, en proportions diverses dans toutes les algues.

– Zinc : principalement dans les huîtres.

– Gras Oméga 3 : poissons gras, tels saumons, maquereaux, sardines et sous la forme de capsules d'huile de poisson des mers froides, exigez la qualité pharmaceutique EPAX.

– Iode : toutes les algues, principalement le fucus vesicolosus, un peu de sel de Guérande mais principalement le sel rose de l'Himalaya.

Chapitre XVII

LA VAGUE DES COMPLÉMENTS ALIMENTAIRES

Si les laboratoires pharmaceutiques sont encore frileux pour commercialiser des médicaments issus de la mer, les laboratoires de compléments alimentaires diététiques ont largement montré leur savoir-faire et leur professionnalisme dans le domaine de la recherche. Ces laboratoires indépendants sont pour la plupart des entreprises familiales très rigoureuses sur la qualité de leur production. D'ailleurs ils sont extrêmement surveillés.

De plus en plus de laboratoires dits de nutrition créent des spécialités incluant des ingrédients issus de la mer : algues, iode, huiles de poisson, etc.

Examinons, à présent, leurs productions principales.

1. CONTRE L'ARTHROSE

Le livre *"Guérir l'arthrose"* du Pr Theodosakis, aux Éditions de Fallois a mis en lumière les étonnantes propriétés de deux substances naturelles : la glucosamine, et le sulfate de chondroïtine. Ces deux substances ont été étudiées chimiquement, mais aussi cliniquement par le Pr Theodosakis et ont aidé de nombreuses personnes à résoudre les symptômes de l'arthrose. Il a même été démontré qu'elles freinaient la destruction du cartilage. Mieux, le cartilage se reconstituait partiellement en améliorant la fonction articulaire.

Ces deux substances agissent sur la cause et non pas sur la douleur qui n'est qu'un des effets de l'usure du cartilage.

Rappelons que la glucosamine est un extrait de crustacés marins, contribuant à soulager la douleur en stimulant la production de cartilage. La chondroitine sulfate est issue du cartilage de poisson sauvage. C'est une molécule présente dans nos articulations pour irriguer le cartilage, lui procurer un effet "amortisseur", et inhiber l'action de certaines enzymes qui le détruisent.

2. LE MAÎTRE ANTIOXYDANT

Contrairement à d'autres antioxydants, le glutathion (GSH) est l'anti-oxydant de l'intérieur de la cellule. Les autres antioxydants sont d'origine externe à la cellule (exogène).

Le niveau de glutathion (GSH) diminue progressivement avec l'âge. La pollution, les maladies, les infections de toutes sortes, la consommation de tabac et d'alcool épuisent nos réserves. L'alimentation nous en apporterait bien peu, même si nous consommons de fortes quantités de levure de bière.

Nous devons absolument reconstituer nos réserves intracellulaires de GSH, particulièrement dans le foie.

– *Voir produits Annexe 1* –

3. LE CALCIUM MARIN

L'association de calcium et de phosphore marin extraits d'arêtes de poissons permet de conforter la résistance osseuse.

– *Voir produits Annexe 1* –

4. LE MAGNÉSIUM MARIN

Mises à part les pathologies rénales, dans lesquelles le magnésium ne doit pas être prescrit, la prise quotidienne du magnésium est indispensable à tous pour compenser les carences alimentaires. Les tremblements, les spasmes, les troubles de la mémoire, l'insomnie, etc. sont souvent améliorés par la prise du magnésium marin seul ou associé à d'autres médicaments chimiques ou non.

– *Voir produits Annexe 1* –

5. L'EAU DE MER ISOTONIQUE

Dans le chapitre consacré à René Quinton, vous trouverez tous les arguments médicaux relatifs à l'intérêt de boire de l'eau de mer isotonique. Il ne faut pas confondre cette eau de mer stérilisée par microfiltration à froid, sans conservateur, avec l'eau de la mer, que l'on absorbe accidentellement en nageant. Il serait dangereux pour la santé de boire de l'eau de mer, d'une part à cause de l'importante quantité de sel que contiendrait chaque verre absorbé, mais également à cause de tous les germes et bactéries qui se trouveraient mélangés à l'eau de mer des bords de plage !

La forme isotonique de l'eau de mer proposée par les laboratoires possède la même concentration en sel (chlorure de sodium) que celle de nos tissus ou de notre sang. L'eau de mer Valorimer contient les oligo-éléments et les minéraux de l'eau de mer. À aucun moment de la fabrication, il n'est effectué de stérilisation ou pasteurisation.

– *Voir produits Annexe 1* –

6. LES MERVEILLEUSES HUILES DE POISSON

Huile de foie de requin (20 % alkylglycérols) immunostimulante

L'huile de foie de requin est utilisée depuis de nombreuses générations dans les pays nordiques. Ses propriétés immunostimulantes sont proches de l'huile de fois de chimère, mais moitié moins dosées en alkylglycérols.

Curieusement cette huile inhibe l'enzyme de synthèse du cholestérol et permet d'évacuer le mauvais cholestérol (LDL).

Cartilage de requin : il ne peut pas traiter le cancer

Au cours de années 1990, il se disait que des gélules de cartilage de requin et l'huile de foie de requin combattaient certaines formes de cancer. Ces allégations n'ont jamais été démontrées.

L'oncologue Charles Loprinzi de la clinique Mayo et ses collègues ont effectué une étude en double aveugle (des patients traités avec le produit étudié, et un autre groupe absorbant un placebo), sur un groupe de quatre-vingt-trois patients atteints de cancers du sein ou de la partie basse du côlon.

Les patients ont été partagés en deux groupes. Le premier recevait le cartilage de requin plusieurs fois par jour, le second groupe recevait un produit de même aspect ne contenant aucun produit actif, mais ne le savait pas.

Il n'a été noté aucune différence de survie dans le groupe "cartilage" par rapport au groupe placebo.

Les résultats sont publiés dans le *"Journal de la société américaine du Cancer"*.

Sur son site Internet, *nutra ingrédients.com/europe,* précise qu'en 2002 *"Le journal britannique du Cancer"* a publié dans son éditorial un avertissement aux patients des thérapies alternatives utilisant le cartilage de requin pour traiter un cancer, soulignant le risque qu'ils pourraient prendre en poursuivant leur traitement.

Consulter : *www.nutraingredients.com*

Le cartilage de requin peut aider certains patients souffrants de douleurs articulaires. Cette approche alternative ne met pas en jeu leur vie. Si le cartilage de requin soulage leurs douleurs, qui s'en plaindrait ?

Cependant, il semble qu'une partie de la muqueuse digestive de certains requins puisse contenir une substance qui ralentirait, pour le moins, certaines formes de cancer. Les recherches n'ont été qu'expérimentales et il serait bien imprudent de traiter une maladie aussi grave avec des gélules de cartilage, ou un peu d'huile de foie de requin.

Les capsules d'huile de cinq cent milligrammes contiennent cent milligrammes d'alkylglycérols.

7. LES OMÉGA DE LA MARINE

Le principe d'action des Oméga 3 a été largement développé dans le chapitre détaillé que nous leur avons consacré.

Les dosages variés riches en DHA ou EPA permettent des applications plus ou moins anti-inflammatoires, et nourrissantes pour l'œil ou le cerveau. Certains Oméga 3 d'huile de poisson sont plus adaptés aux enfants ou aux problèmes de peau. Nous allons voir pourquoi, comment et à quelle dose consommer cet aliment.

Les Oméga 3

Les capsules d'huile de poisson, dans leur présentation la plus simple, contenant des quantités moyennes d'Oméga 3 dont la fabrication ne coûte pas très cher, devraient être vendues au consommateur autour de dix ou onze euros (tarif 2006), les cent vingt gélules de cinq cents milligrammes.

Le dosage Oméga 3 doit être supérieur à 30 %.

La prise de trois capsules par jour est suffisante pour améliorer la circulation sanguine, soulager certains problèmes cutanés comme l'eczéma et le psoriasis. La femme enceinte en bénéficiera avec l'accord de son médecin. Le nourrisson développera mieux son système nerveux, sa rétine et son cerveau, y compris pendant la période d'allaitement au sein.

Les EPA et DHA font des Oméga 3 marins une source de bienfaits et de lutte contre les maladies vasculaires et de nombreuses autres affections inflammatoires.

De l'eczéma au développement du système nerveux de l'enfant, seules les huiles de poisson à longue chaîne apportent une solution durable sans être des médicaments. Les Oméga 3 provenant de végétaux contiennent des Oméga à chaîne courte qui ne sont pas correctement absorbés par notre métabolisme.

Conseil : deux ou trois capsules de cinq cents milligrammes par jour sont suffisantes pour un entretien, ou faire baisser un cholestérol "limite".

– *Voir produits Annexe 1* –

8. LA SPIRULINE

La spiruline est une algue d'eau douce arrivée en force sur le marché européen depuis seulement quelques années. Cependant, il faut se rappeler que les Mayas et les Aztèques en consommaient beaucoup comme un aliment complet. Ces peuples vivaient à des altitudes moyennes de deux mille à trois mille mètres. Leurs besoins énergétiques étaient, de ce fait, extrêmement importants.

Actuellement la spiruline se cultive aussi bien en Amérique du nord ou du sud qu'au Burkina Faso.

La teneur en protéine de cette petite algue oscille autour de 60 ou 70 % de son poids sec. Cette valeur est tout à fait exceptionnelle. Pour comparer, la farine de soja n'en contient que 35 %. Tous les acides aminés essentiels s'y retrouvent.

Les populations du Tchad qui consomment de la spiruline y ajoutent du mil, céréale à petits grains cultivée surtout en Afrique que l'on utilise pour préparer le couscous ou fabriquer de la bière. La spiruline est très riche en deux acides aminés soufrés : la méthionine et la cystéine.

Sa teneur est très riche en vitamine B12, de loin la plus difficile à obtenir dans le cadre d'un régime végétarien, car aucun végétal n'en contient. De fait, les végétariens devraient se jeter dessus et en consommer de fortes quantités.

D'autres éléments nutritifs comme les vitamines B1, B2, B3, B5, B6, B9, la provitamine A, composent la spiruline.

Elle contient des enzymes, et des antioxydants qui luttent contre le vieillissement cellulaire. Elle ne comporte pas de paroi cellulosique et ne provoque donc pas de troubles digestifs, ni diarrhées.

Sa richesse en fer est exceptionnelle. Elle en contient vingt fois plus que le germe de blé.

Les non végétariens trouvent leur source de vitamine B12 principalement dans les abats, mais aussi en quantité moindre dans la viande rouge.

On peut mieux comprendre son intérêt dans les pays où la famine est présente.

Pour plus de facilité dans nos régions occidentales, on la consomme sous forme de comprimés.

Certains inconditionnels en saupoudrent leurs aliments, la mélangent à des jus de fruits, mais sa couleur verte ne plaît pas à tout le monde.

Si vous souhaitez faire le plein d'énergie, améliorer une convalescence ou votre résistance physique, redonner un éclat à votre peau, aux cheveux, aux ongles, et mieux supporter les troubles féminins tels que la grossesse, la ménopause, et les règles fatigantes, une cure de spiruline, deux semaines par mois, vous aidera confortablement.

9. LA CHLORELLA

Si vous n'avez jamais entendu parler de cette puissante petite algue, sachez que cela fait plus de quarante-cinq ans qu'elle est appréciée par les Japonais qui la prescrivent dans les hôpitaux.

Le gouvernement japonais l'a classé dans la catégorie des aliments d'intérêt national !

Toutes les vingt-quatre heures, chaque cellule-mère de cette algue d'eau douce se divise en quatre cellules-filles. On peut, de ce fait, en récolter en abondance en très peu de temps.

Découverte en 1890 par le biologiste hollandais Beyerinck, son intérêt nutritionnel intéressa immédiatement la médecine, les nutritionnistes, et les politiques. Entre 1914 et 1918, elle fut utilisée pour nourrir les troupes allemandes. C'est en cette occasion que l'on s'aperçut qu'elle était indigeste consommée brute. Il a fallu attendre 1970 pour comprendre qu'il suffisait d'éclater la membrane cellulaire pour la rendre digeste.

Les études japonaises démontrèrent que la chlorella préservait les globules rouges et régénérait les cellules pendant les séances de chimiothérapie. Toutes les cicatrisations des ulcères gastriques et duodénaux s'effectuaient plus rapidement.

Une expérience américaine est rapportée sur le site *www.naturosante.com*

En 1990, à l'école Médicale de Virginia, une cure de chlorella fut pratiquée sur vingt personnes atteintes d'une tumeur cérébrale. Les chercheurs en conclurent que les patients souffraient moins d'infections respiratoires et de type grippal.

Quand l'utiliser ?

On peut l'utiliser dans un nombre important de pathologies :

– le système digestif : riche en chlorophylle, elle contribue à l'oxygénation de nos tissus. Elle pénètre parfaitement la muqueuse intestinale et ne permet plus, une fois installée, la prolifération bactérienne ;

– la constipation : elle normalise le transit y compris chez les personnes sédentaires ou à mobilité réduite. En assainissant les intestins, elle contribue à renforcer le système immunitaire.

– la nervosité : elle contribue à un bon endormissement et à un sommeil réparateur. Si votre tension artérielle est normale la chlorella ne la fera pas baisser, mais si vous souffrez d'une tension plus élevée, elle contribuera à la faire chuter légèrement. Vous ne devez surtout par arrêter les médicaments prescrits par votre médecin sans lui en parler. La chlorella aidera à réduire une tension résistante aux médicaments chimiques. Votre médecin ou votre pharmacien resteront toujours vos meilleurs conseillers.

– le tonus : de la croissance à la ménopause, de la femme enceinte ou allaitante au sportif de tous les niveaux, la chlorella apportera sa contribution.

Si vous êtes sujet à des infections à répétitions, les antibiotiques naturels contenus dans la chlorella contribueront à traiter les infections chroniques qui fatiguent sournoisement beaucoup d'habitants des pays industrialisés.

Un des composants essentiels de la chlorella est la sporopolleine qui possède une membrane fibreuse ayant la particularité d'absorber les métaux lourds, mais également les pesticides et autres poisons présents dans l'environnement ou l'alimentation.

Le plomb et le mercure sont fixés sur cette algue, et éliminés naturellement. Nos toxines, mais aussi le cadmium, les pesticides, les médicaments anciens, l'aluminium sont éliminés par cette petite algue aux grandes vertus.

Les Japonais en consomment presque deux mille tonnes par an. Ce n'est pas surprenant qu'elle ait été déclarée aliment d'intérêt national.

Il n'y a pas de contre-indication à la consommation régulière de la chlorella.

Aux personnes qui souhaitent effectuer une cure de désintoxication des métaux lourds du corps, nous conseillons de prendre contact auprès de naturopathes, nutritionnistes, ou d'autres thérapeutes bien informés car toute cure commencée dans le but d'éliminer les métaux lourds, doit être effectuée conformément à un protocole progressif et poursuivie pendant une période relativement longue au minimum d'un an, pouvant aller jusqu'à deux ou trois ans.

Assurez-vous que la chlorella que vous achetez est garantie non irradiée.

Achetez de préférence votre chlorella en France, ou dans le cadre de la CEE où la qualité de votre chlorella sera sérieusement contrôlée.

Composition de la chlorella :

Chlorophylle, caroténoïdes, sporopolleine.

Vitamines : A, B1, B2, B3, B5, B6, B8, B9, C et E.

Minéraux : calcium, magnésium, potassium, phosphore.

Oligo-éléments : cuivre, manganèse, zinc.

Acides aminés essentiels (le corps ne les produisant pas) : isoleucine, leucine, lysine, méthionine, phénylalanine, thréonine, tryptophane, valine.

Autres acides aminés (produits par l'organisme) : acide aspartique, acide glutamique, alanine, glycine, histidine.

Conseils d'utilisation : nous n'indiquerons aucune posologie pour cette algue. La dose sera à évaluer en fonction du besoin, du poids de chaque gélule ou comprimé, etc. Cependant, il est recommandé d'absorber la spiruline une demi-heure environ avant les repas pour augmenter son action.

10. LA CREVETTE POLAIRE

"La crevette et la baleine" tel pourrait être le titre d'une fable des temps modernes.

C'est une petite crevette mesurant six à sept centimètres de long. Cette crevette (euphausia pacifica) est commercialisée sous forme de compléments nutritionnels en capsule après avoir été pêchée dans le Pacifique au nord de Vancouver. Sa durée de vie est de dix-huit mois en moyenne. Sa taille est très petite, moins d'un centimètre. C'est l'aliment préféré des saumons.

Ce sont les Japonais puis les Russes, qui, dans les années 1970, se sont intéressés à cette espèce (euphausa superba).

Cette petite crevette possède dix pattes et deux grands yeux noirs. Son corps transparent laisse apparaître un tube digestif vert, en raison de la consommation de phytoplancton et de petites algues, sa nourriture principale.

Entre janvier et mars, la femelle pond plusieurs milliers d'œufs d'une taille inférieure à un millimètre. Les œufs vont descendre au fond de l'océan à une profondeur variant de mille à deux mille mètres Il faudra à ces œufs environ dix jours pour y parvenir. Après l'éclosion, il lui faudra encore compter plus de deux semaines pour se transformer et remonter vers la surface.

Les six cent milliards (estimés) de crevettes polaires laissent largement de quoi nourrir les baleines tout en transformant le reste en aliments pour l'homme.

Le programme Biomass, débuté en 1980, a pour but de surveiller et de contrôler la pêche industrielle de cette crevette.

La préparation pour la commercialisation, la transformation et la consommation pour l'homme demande des manipulations délicates dues à la fragilité de cette précieuse crevette.

Elle doit être traitée et transformée dans les heures qui suivent la pêche. Sa carapace doit être retirée rapidement afin d'éviter de contaminer la chair ; elle est ensuite utilisée en médecine.

En Asie du Sud-est, elle est considérée comme un plat de fine gastronomie. Elle est également transformée en aliment pour le bétail.

Des éleveurs de poissons (pisciculteurs), ont obtenu des résultats spectaculaires et inattendus sur des populations de poissons atteints de furonculose.

Les phoques et les baleines sont les plus abondants consommateurs de cette tendre crevette. Mais les oiseaux, et les poissons en sont également friands.

Le Dr Michel E. Béguin est catégorique ; il affirme que c'est un aliment marin complet qui fournit les ingrédients essentiels aux tissus de l'organisme. Les acides gras Oméga 3 (EPA et DHA) contenus dans sa chair (et les poissons d'eau froide) favorisent le développement du cerveau, assouplissent les vaisseaux sanguins, et minimisent les risques inflammatoires (arthrite, rhumatisme, prostate).

Dans la chaîne alimentaire, cette crevette possède une forte proportion d'Oméga 3, et est consommée par les poissons. Ceux-ci à leur tour se nourrissent d'Oméga 3 et les accumulent dans leur chair. Nous en tirons nous même la précieuse huile de poisson, riche en EPA et DHA.

La crevette polaire contient des eicosanoïdes, ces précieuses hormones, largement décrites dans le chapitre consacré aux Oméga 3.

Entière, elle contient une forte quantité d'antioxydants, ainsi qu'une proportion non négligeable de phospholipides.

Les phospholipides issus de la mer sont supérieurs aux phospholipides issus de plantes (comme le soya) ou d'animaux : foie, cervelle ou jaune d'œuf. Cette supériorité provient de sa forte concentration en Oméga 3. Les phospholipides sont essentiels pour le fonctionnement du cerveau, l'amélioration de la mémoire, la lutte contre la dépression, les troubles de l'attention, et le combat contre la maladie d'Alzheimer.

L'astaxantine et la canthaxantine en sont deux composants exceptionnels. Ce sont deux antioxydants, cinq cents fois plus puissants que la vitamine E, et dix fois plus que le béta-carotène.

Ces deux substances sont impliquées dans la préservation de la santé et l'amélioration du fonctionnement de nombreuses affections. Elles permettent de lutter contre :

– les troubles neurologiques : Parkinson, Alzheimer, accidents vasculaires cérébraux,

– les affections cardio-vasculaires : cholestérol, plaques d'athéromes,

– les affections de l'œil : DMLA (dégénérescence maculaire liée à l'âge), prévention des cataractes.

De nombreuses études les donnent nécessaires en prévention de certains cancers, ainsi que pour agir sur le ralentissement du vieillissement.

À noter, qu'en outre, la crevette polaire contient des flavonoïdes connus pour leur activité anti-oxydante.

Dans le journal *Libération* du 5 novembre 2004, un article signé Denis Delbecq, relatait qu'une étude publiée dans *Nature* confirmait que les stocks de crevettes polaires étaient en forte baisse depuis trente ans.

Pourquoi ? Parce que la crevette polaire adore se nourrir de certaines algues accrochées sous la banquise. Or, à cause de l'élévation de la température, la banquise fond, réduisant d'autant les algues dont elle se nourrit. Sa disparition est-elle programmée, ainsi que celle de la baleine et autres mammifères gourmands de cette petite algue ?

Infos : *www.krilex.com*

– *Voir produit Annexe 1* –

Chapitre XVIII

LE GARUM DANS LA POTION MAGIQUE GAULOISE ?

1. SEL ET PÊCHE

Les Celtes, bien au-delà des côtes de l'Armorique, allaient pêcher dans les eaux froides des mers nordiques. Ils savaient récolter le sel par le même procédé que nous pratiquons aujourd'hui : l'évaporation.

La récolte du sel, et la pêche des poissons des mers froides, permirent aux Celtes de produire cette "potion" magique connue sous le nom latin de garum. Cette production ne déclina pas avec l'arrivée de la civilisation romaine. Ce véritable élixir de jouvence fut le fleuron de la pharmacopée de l'époque. Et nous pouvons, aujourd'hui, toujours en profiter grâce à sa commercialisation en pharmacie ou boutique diététique.

À l'époque paléolithique, le poisson n'était pas conservé, il était consommé cru dès la pêche débarquée.

À l'époque néolithique, la découverte du feu permit de conserver le poisson en le faisant sécher au feu de bois (boucanage), ou bien en le séchant à la fumée (saurissage).

Cette dernière pratique permit d'échanger de la nourriture contre d'autres aliments, plus rares, ou du sel terrestre.

À l'époque de l'âge de bronze, la technique de l'évaporation de l'eau de mer permit de produire du sel marin, premier pas indispensable pour conserver les aliments en général et le poisson en particulier.

Cette technique de conservation du poisson dans le sel permit aux populations armoricaines de découvrir la technique de fabrication du garum.

2. LA POTION MAGIQUE DES CELTES

Les Celtes ne se contentaient pas de manger du poisson, ils savaient qu'il leur était profitable de boire la saumure qui exsudait de la chair de poisson salé. Cette saumure était connue pour apporter de la force. La réputation du garum débutait et ne s'interrompra plus.

Le druide Panoramix s'en est peut-être inspiré pour mettre au point la potion qui rendit célèbre le petit village inventé par Uderzo et Goscinny.

Les druides constituaient la classe sociale la mieux organisée de l'Occident, mais les thérapeutes véritables guérisseurs, étaient les eubages[1] dont la fonction et le talent consistaient à guérir les malades. Leurs épouses, les alraunes avaient pour fonction d'aider les femmes à accoucher, ainsi qu'à apporter des soins divers comme les infirmières d'aujourd'hui. Il est certain que les eubages, en conseillant à leurs patients de

1. Ils étaient situés entre les druides et les bardes.

consommer du garum, contribuèrent à mieux propager les vertus médicinales de cette potion. Les centres de productions de garum se multiplièrent, car la demande était abondante, et le médicament devait être produit de façon quasi industrielle.

Dès l'invasion de la Gaule, les Romains s'emparèrent du précieux garum d'Armorique pour le fabriquer chez eux. Ils décimèrent les Celtes et la précieuse saumure ne put que se fabriquer clandestinement ou encore survécut en Espagne comme en témoignent des vestiges archéologiques.

C'est en 1898 qu'un archéologue breton, Halna du Fretay, découvrit en Bretagne les cuves et bassins ayant servi à fabriquer le garum de jouvence.

Les Celtes fabriquaient deux sortes de garum : l'un à visée alimentaire avec des poissons entiers, l'autre avec pour base un mystérieux poisson "bleu" que les Celtes pêchaient une fois l'an à la période du frai. Le garum romain était de qualité inférieure, car le précieux poisson "bleu" ne logeait pas le long des côtes romaines.

3. QUI CONSOMMAIT LE GARUM ARMORICUM ?

En premier lieu, les athlètes et les gladiateurs, à la force légendaire, en étaient friands.

Puis les personnes réputées faibles, enfants, femmes enceintes et personnes très âgées. Les hommes de tous âges, espéraient stimuler ou décupler leur vigueur sexuelle. Enfin, les légionnaires qui accomplissaient de longues marches, y avaient recours pour son effet dopant.

Martialis, un contemporain de Pline le Jeune, donne des précisions sur la fabrication d'un garum médicinal. La recette consistait à mélanger dans un vase des poissons gras, des herbes aromatiques, et du sel. Au fond du vase, on ordonnait les herbes aromatiques : aneth, coriandre, origan, sauge, que l'on disposait suivant un ordre précis. En couches successives, on disposait en alternance une épaisseur de poisson et de viscères de poisson, que l'on recouvrait d'une couche épaisse de sel de mer. On refermait le couvercle en laissant reposer sept jours. Ensuite pendant vingt jours on remuait le mélange jusqu'au fond. Puis on récupérait la précieuse potion que l'on filtrait avant de la verser dans de petites fioles vendues fort chères.

4. LE GARUM ARMORICUM AUJOURD'HUI

En 2100 les centenaires courront le marathon. Environ 10 % (peut-être 20) des jeunes filles nées en 2000 vivront plus de cent ans. Vivre peut-être une merveilleuse aventure, si le corps est en bon état et que les facultés intellectuelles demeurent intactes.

La préoccupation des humains du XXIe siècle sera de préserver leurs facultés intellectuelles. Les étudiants ont besoin de se dépasser pour réussir leurs études, et résister à la pression des contrôles et examens éliminatoires. Pour tous, la résistance au stress est, et deviendra, une priorité de chaque instant. L'enfant, l'adolescent, le travailleur actif, le retraité, et même les seniors seront de plus en plus soumis au stress, avec l'exigence d'un fonctionnement cérébral optimum.

Les temps modernes de Charlie Chaplin s'invitent dans nos vies quotidiennes ; il ne s'agit plus de fiction !

Car il existe, de nos jours, de nombreuses sources de STRESS :

– **les informations médiatiques :** des radios, des télévisions, des journaux déstabilisent notre système nerveux en stimulant nos émotions par des images qui s'imposent dans notre vie : meurtres, guerres, accidents d'avion... La mort en direct s'invite partout. Les jeunes enfants assisteront au cours de leur vie à plusieurs milliers de meurtres, de mutilations, d'assassinats, réels ou reconstitués...

– **les informations sonores :** le téléphone, en particulier le portable que certains donnent l'impression d'avoir greffé sur l'oreille. Le portable stresse aussi ceux qui ne téléphonent pas, mais qui supportent de plus en plus mal les sonneries et les conversations multiples dans les lieux publics, dont la majorité sont inutiles et d'une pauvreté de contenu déprimante...

Parler dans son portable pour ne rien dire, sans pudeur, dans les transports en commun devant des centaines d'inconnus devrait déclencher une psychanalyse pour l'utilisateur, et une cure de garum pour le voisinage.

N'oublions pas les musiques entendues dans les magasins, dans la rue, en plus de ce que nous absorbons à la maison. Et que dire des bruits des avions au-dessus des habitations riveraines des aéroports...

Certains en arrivent à dormir avec la télévision allumée toute la nuit tellement leur angoisse est grande dans le silence. Leur système nerveux n'est ainsi jamais en repos : la nuisance sonore est à son comble, car même en dormant le système nerveux est sollicité par le bruit.

– **enfin les contacts superficiels :** en ville, les contacts, les rencontres, les conversations avec des inconnus obligent l'homme moderne à s'adapter continuellement.

Le garum armoricum permet au système nerveux de s'adapter facilement à toutes les situations sans souffrir du stress. La mobilité intellectuelle reste intacte ou se rétablit progressivement (mémoire, sommeil, intérêt pour l'avenir, créativité). La marche des fonctions vitales reste harmonieuse, (respiration, digestion, élimination, rythme cardiaque).

Les acides gras à longue chaîne, comme les Oméga 3 riches en DHA, seront indispensables aux cerveaux stressés.

Le garum apportera sa part d'acides gras mais, en plus, une multitude de vitamines : toutes les vitamines B, E, A et des minéraux, principalement le calcium, le magnésium et le fer.

Miraculeux garum

Le stress diminue les défenses immunitaires (lire le chapitre sur l'huile de foie de chimère). En limitant la sensibilité au stress, le garum contribue indirectement à protéger le système immunitaire.

Le garum armoricum est commercialisé en France sous le nom de stabilium. Il est obtenu par autolyse d'organes frais d'un poisson de l'Atlantique vivant en grande profondeur entre mille cinq cents et deux mille mètres de profondeur. Il possède une importante concentration de petits peptides (cinq à huit acides aminés), identiques aux peptides hypophysiotropes, hypothalamiques comme à certains neurotransmetteurs et constitue une réponse à la demande organique des pathologies du stress et du surmenage. Il contient une importante concentration d'acides aminés libres dont l'acide aspartique, la glycine, et l'acide glutamique. Il comporte des acides gras polyinsaturés qui contiennent des Oméga 3 et Oméga 6.

La vitamine E et le sélénium protègent certains tissus de l'oxydation cellulaire et des méchants radicaux libres.

La lingue bleue

La lingue bleue (molva dypterygia) est un poisson sauvage des mers froides qui appartient à la famille des gadidés. Il pèse environ trente kilogrammes et sa durée de vie est d'environ vingt ans. Son milieu naturel se situe à de grande profondeur entre cinq cents et quinze cents mètres, la température atteint de -15 à –30 °C. Il faut préciser que la lingue bleue vit entre la mer du Nord, la mer du Groenland, et la Norvège. Ce poisson de consommation courante est principalement pêché dans une région qui se situe du Spitzberg jusqu'au nord des îles Britanniques.

Comme toutes les espèces des grands fonds, elle se caractérise par une grande longévité, une croissance lente, et une maturité sexuelle tardive. La lingue, comme l'empereur, le sabre, le grenadier, ou le siki possède une tête énorme avec des yeux globuleux indispensables dans un univers plongé dans l'obscurité totale. La chair réputée proche de la morue donne un filet blanc nacré. En Europe les pêcheurs en ont remonté dix mille tonnes en 2003.

Vous pouvez en trouver chez votre poissonnier qui vous la présentera en filet.

Un laboratoire pharmaceutique a mis au point une association originale d'un hydrolysat de protéines de poisson, dénommé "Gabolysat PC 60" et d'une huile de poisson sauvage enrichi en acides gras poly-insaturés (AGPI) Oméga 3 à longue chaîne (EPA/DHA).

Le choix de la lingue bleue s'explique par le fait que la profondeur de vie de ce poisson lui impose une localisation éloignée des rivages côtiers pollués par l'activité humaine. Il est ainsi préservé des pollutions extérieures (dioxine, arsenic, cadmium, mercure, plomb, et pesticides divers). Quelle que soit la saison de la pêche, les protéines de la lingue bleue restent constantes.

Cet hydrolysat lyophilisé est présenté sous forme de capsules. Il est conseillé pour les besoins nutritionnels des personnes dont les taux sanguins de cholestérol et de triglycérides sont déséquilibrés.

– Voir produits en Annexe 1 –

Si vous effectuez une cure de thalassothérapie, faites simultanément une cure de **garum.** Votre cure sera trois fois plus efficace. Si votre vie est active, si vos responsabilités ou les obligations vous éprouvent, si vous sentez que le “ras-le-bol” vous perturbe, que les études vous saturent, que vous vous désintéressez de tout, le garum s’impose à vous.

Chapitre XIX

TROIS SOUHAITS À RÉALISER

1. PREMIER SOUHAIT : PROTÉGER LES RIVIÈRES ET LES OCÉANS

Tout ce que nous jetons dans les égouts, les canalisations, les rivières et autres plans d'eau ainsi que dans n'importe quel jardin de la planète, se retrouvera à un moment ou à un autre dans une mer ou un océan.

Vidanger sa voiture en laissant l'huile se répandre sur le sol est un acte criminel. Jeter la batterie usagée de sa voiture dans la nature en laissant le contenu se répandre dans le sol est un geste tout aussi incivil.

De nombreuses attitudes moins flagrantes détruisent la planète, polluent les océans et contribuent à détériorer notre santé.

Parmi les habitudes polluantes, j'attire l'attention du lecteur sur celles des piscines.

Les piscines publiques ou privées utilisent des millions de mètres cubes d'eau. Une fois cette eau traitée par les produits chlorés classiques, l'eau est évacuée dans la nature, contribuant à une pollution supplémentaire.

L'eau de la piscine est particulièrement instable, car constamment agressée par la végétation environnante (chute des feuilles des arbres à proximité, terre rapportée par les baigneurs). Les baigneurs eux-mêmes sont agressés par des microbes, des virus, subissent une desquamation de la peau, ou simplement pâtissent d'une hygiène insuffisante.

La qualité de l'eau d'une piscine publique ou privée dépend de son système de filtration mécanique et de son traitement chimique.

Le traitement chimique indispensable est à la fois nocif pour l'environnement au moment crucial du changement d'eau, mais utile pour lutter contre les infections. Le particulier vide sa piscine dans un système de canalisation. Parfois, accidentellement, les piscines hors-sol se vident directement dans le jardin. Les dégâts sont rapidement visibles sur la végétation qui est brûlée par les produits de traitement. Dans ces moments-là seulement, l'utilisateur prend conscience de l'agressivité de tels produits sur sa peau, les yeux et l'appareil respiratoire, surtout si la piscine se trouve dans un lieu couvert ou mal aéré.

Certes les produits chimiques peuvent être efficaces sur la bactériologie du bassin. Les bactéries et autres microbes sont radicalement détruits.

Pour y parvenir, les inconvénients sont directement ressentis par les yeux qui piquent ou brûlent, les fameux yeux rouges. Les jours de piscine sont connus de tous les parents dont les enfants ont "piscine" une fois par semaine.

Les nageurs les plus fragiles manifestent des réactions plus violentes. Les otites et les troubles cutanés sont les plus fréquents. Il est même relevé des troubles bronchiques graves pour les maîtres nageurs (*Travail et sécurité* - mai 1998 p. 36-39). Des enfants asthmatiques manifestent parfois des débuts de crise, dès l'entrée dans la piscine.

La désinfection est obligatoire, mais le choix des désinfectants doit être étudié autant pour protéger l'environnement immédiat que les océans, mais aussi la santé des nageurs.

L'INRS (Institut National de Recherches et de Sécurité pour la prévention des accidents du travail et des maladies professionnelles) a enregistré de nombreuses demandes d'employés qui utilisent ou sont en contact avec le chlore.

Leurs déclarations font état le plus souvent d'irritations oculaires et respiratoires.

Il a été démontré que le chlore seul ne provoquait pas d'agression violente, mais qu'une chimie complexe avec les composants humains - sueur, salive, urine - dans les piscines permettait la dégradation de certaines protéines.

Après des études complexes, il semble qu'en matière de pollution chlorée, le trichlorure d'azote devient largement prédominant dans les atmosphères des halls de piscine (*Source : "Chloramines dans les piscines et l'agroalimentaire").*

INRS - 30 rue Olivier Noyer - 75680 PARIS Cedex 14

Un très bon désinfectant est l'eau oxygénée. Mais son pouvoir est très bref au contact de l'eau.

L'oxygène actif

L'oxygène actif est un excellent désinfectant. Depuis quelques années, il est possible de trouver dans toutes les grandes surfaces commerciales les produits destinés à la vaisselle, au nettoyage du linge affichant la mention "à l'oxygène actif". Saluons l'initiative de ces fabricants.

Sur le même principe, on peut trouver dans le commerce des produits d'entretien et de nettoyage des piscines, un produit tout à fait écologique de la Société EOTEC, petite Société française qui avec l'Institut Français du Pétrole a développé un produit piscine du nom d'ECOSWIM (publicité gratuite ayant pour unique but d'informer le consommateur écologiste et responsable).

Les produits de traitement de piscine à l'oxygène actif ont les propriétés suivantes :

– désinfection par libération de l'oxygène dans l'eau,

– stabilisation de longue durée,

– effet anti-algues,

– amélioration de la filtration mécanique,

– autorégulation du pH,

– anticorrosion et antitartre.

L'eau de piscine est alors sans odeur, sans goût et ne pique pas les yeux. Les nageurs, y compris les enfants, peuvent "boire la tasse" sans danger pour la santé.

Le jour du changement d'eau, celle-ci peut servir à arroser le jardin, les arbres, la pelouse ou le potager.

Ainsi, l'économie réalisée peut être considérable suivant le volume d'eau utilisé.

– Voir produit Annexe 1 –

2. DEUXIÈME SOUHAIT : LA MER SOURCE D'ÉLECTRICITÉ

La France, comme les autres pays industrialisés, engage le débat sur la faisabilité de l'implantation d'éoliennes sur le territoire. Les avantages sont contrebalancés par des inconvénients que les détracteurs savent exploiter. En premier lieu surgit le problème du paysage défiguré qui ne semble pas trouver de solution.

Une société française implantée à Quimper a réalisé un projet de taille : des turbines solidement fixées au fond des mers transformant l'énergie des courants marins en électricité. Le projet n'est plus seulement sur le papier, il fonctionne.

Mers et océans occupent 71 % de la surface de la terre. La France compte cinq mille cinq cents kilomètres de façade maritime qui ne demandent qu'à être exploités. Ce flux énergétique peut être utilisé par différents types d'éoliennes :

a) Les éoliennes offshore

L'éolienne doit être fermement ancrée sur les fonds marins. L'installation des éoliennes en mer ne peut être réalisée que pas des moyens d'intervention puissants. Le raccordement électrique nécessite l'installation de câbles sous marins. La maintenance des éoliennes en mer est plus compliquée qu'à terre, en particulier lorsque le temps est mauvais.

Le rotor a un diamètre d'environ cent mètres. Sa productivité est de plus de vingt millions de kWh par kilomètre carré et par an.

Au Royaume-Uni, quinze projets ont obtenu une concession, et sept une autorisation.

Les estimations théoriques montrent que ces éoliennes, à terme, pourraient couvrir les besoins de l'Europe.

b) L'énergie des vagues (houlomotrice)

la houle peut voyager sur de longues distances et apporter sur la côte de l'énergie capturée au large.

Les modules offshore peuvent être implantés dans n'importe quelle profondeur d'eau contrairement à l'éolienne. La profondeur d'eau souhaitable se situe autour de quarante mètres. L'impact esthétique n'apparaît pas.

c) L'énergie des courants de marée (hydrocinétique)

Ces turbines sous-marines peuvent être nommées des hydroliennes. Les marées génèrent de forts courants qui peuvent être transformés en électricité. Le long des côtes européennes, les courants permanents comme le Gulf Stream sont de faible intensité. Par contre en particulier dans la Manche, l'amplitude des marées représente une source considérable. La Bretagne et la Normandie possèdent plusieurs sites où les courants atteignent des forces importantes. Ces sites sont les suivants : la chaussée de Sein, le Fromveur à Ouessant, les Héauts de Bréhat, le cap Fréhel, le raz de Blanchard.

d) L'énergie thermique des mers

Dans la zone intertropicale, la différence de température entre la surface et les couches profondes dépasse 20 °C. Ce phénomène naturel est utilisé pour produire de l'énergie connue sous l'appellation ETM (Énergie Thermique des Mers). Une centrale se compose d'un ensemble évaporateur-turbine-condensateur.

L'Inde et le Japon ont déjà réalisé un pilote de ce principe en 2001. Les États-Unis ont des projets dans ce sens pour leurs bases militaires à Diego Garcia et à Guam.

Les avantages de l'ETM sont clairs : elle ne génère ni chaleur ni pollution.

Les inconvénients sont importants avec une perturbation des flux naturels d'énergie et de matière.

Des études sont en cours pour évaluer l'intérêt de cette source d'énergie.

Ces installations de conception fascinantes et attrayantes par le merveilleux espoir écologique qu'elles génèrent ne doivent se faire qu'avec l'accord des usagers de la mer, en particulier, les plongeurs, et les marins pêcheurs.

Nous remercions la Société Hydrohelix Energies de Quimper et M. Jean-François Daviau, son Secrétaire général de nous avoir communiqué une importante documentation et permis de rédiger le chapitre XIX.

3. TROISIÈME SOUHAIT : NAGER AVEC LES DAUPHINS

a) Nos cousins les dauphins : de John Lilly aux enfants autistes

C'est pendant la période 1970-1983 qu'il me fut donné de vivre les expériences de rencontre avec les dauphins, avec l'Americain John Lilly.

Le Dr John Lilly (1915-2001), neurologue américain, consacra la première partie de sa vie à tenter de comprendre les dauphins, en disséquant leur cerveau. Après plusieurs années, il fut certain d'avoir trouvé le centre de la parole chez ces mammifères.

Il fut le pionnier de la communication avec les dauphins. Il inventa le caisson à isolation sensoriel qu'il nomma "Tanking". Il sous-entendait que l'entraînement en Tanking préparait l'homme à vivre un état intérieur relaxant que les dauphins ressentaient à notre contact.

Son livre *"Dans l'œil du cyclone"* fut un succès de librairie.

Le journaliste Patrice Van Eersel, *d'Actuel*, était également collaborateur de la revue *"Nouvelles Clés"*.

Le connaissant, je puis rencontrer, au cours d'un passage à Paris, John Lilly et l'interroger sur mes expériences vécues en Tanking.

L'attention et la patience qu'il m'accorda me servirent d'exemple pour répondre aux participants de mes cours et conférences.

Le caisson avait la forme d'un grand cercueil, en partie rempli d'eau à 37°C dans laquelle une forte quantité de sel d'Epsom était versée.

Insonorisé, ce caisson ne laissait filtrer aucun bruit venant de l'extérieur. Il suffisait d'entrer et de s'allonger sur l'eau qui, étant saturée de sel d'Epsom, permettait au corps de flotter comme c'est le cas dans la mer Morte. La ventilation du caisson était parfaite, la lumière ne rentrait pas. La sensation d'être en suspension au milieu de nulle part était totale.

Le caisson était pour John Lilly un outil d'entraînement pour contrôler son cerveau.

b) L'homme du Grand Bleu

Au cours d'un de ses déplacements, à Paris John Lilly rencontra Jacques Mayol dont la vie et la rivalité avec l'Italien Enzo Mayorca inspira le cinéaste français Luc Besson dans *Le Grand Bleu*.

Le rôle de J. Mayol fut merveilleusement interprété par Jean-Marc Barr. Mais pour J. Mayol, la plongée en apnée n'était pas le but d'une vie.

Né à Shanghai, en 1927, il commença à plonger au cours de vacances familiales au Japon. Il rencontra les dauphins pour la première fois en mer de Chine.

En Floride, il plongea avec Clown, la mère de Flipper, le célèbre dauphin. Sa vie en fut transformée. Il apprit de Clown le contrôle de sa respiration et du souffle. Ses pulsations en plongée pouvaient passer de soixante-dix à vingt par minute. Il aurait dû avoir des syncopes fatales d'après les scientifiques qui l'observaient. Il devait cette connaissance à Clown

À cette époque, il décida de repousser les limites humaines de plongées en apnée. En 1966, il plonge à soixante mètres en apnée, mais en 1983, à l'âge de cinquante-six ans, il atteint les cent cinq mètres, battu en 1996 par son élève italien Pelizzari, à cent trente et un mètres !

Installé sur l'île d'Elbe, en 1973, il se consacra aux recherches médicales sur l'homme en milieu marin.

Jacques Mayol disait que le travail avec les dauphins permettait de trouver une sérénité que la vie sur la terre ne peut pas nous apporter. Le 23 décembre 2001, il mit fin à ses jours dans sa petite maison de Calone sur l'île d'Elbe. Déprimé, seul, déçu par sa vie personnelle, il avait décidé d'en finir ainsi.

Le Président Chirac lui rendit un hommage officiel et chaleureux.

c) La dauphin-thérapie

John Lilly et Jacques Mayol ont ouvert la voie et attiré l'attention des scientifiques, des médecins, des neurologues et des psychologues sur le mystère des dauphins. Il s'agit bien de mystère parce que les témoignages sont multiples quant aux différents résultats thérapeutiques, obtenus dès la rencontre avec nos cousins les dauphins. Mais peu de réponses concrètes, car peu d'expériences officielles, et pas de sponsors.

d) Le chant des dauphins

C'est une association 1901 qui permet la rencontre des dauphins, mais également avec d'autres mammifères marins pour des personnes, enfants ou adultes, ayant des difficultés relationnelles. En premier lieu, la priorité d'entrer en contact avec les dauphins est donnée aux enfants autistes. Les contacts avec les dauphins sauvages, les dauphins bleus et les dauphins blancs. Croiser le regard des dauphins est un moment inoubliable pour ces enfants.

Philippe Manon est le président de l'association “Le Chant des Dauphins”.

Influencé comme nous tous par J. Lilly et Jacques Mayol, il organise, au départ de Port Fréjus, dans le Var à bord d'un voilier, des sorties en mer pour des adultes ou des groupes à la recherche d'une rencontre avec les dauphins et tous les mammifères marins peuplant la Méditerranée occidentale.

– *Voir détails Annexe 1* –

CONCLUSION

Conclure m'est impossible : l'essentiel reste à dire !

J'ai lu plus de cent livres et revues scientifiques sur la merveilleuse pharmacie de la mer, et je n'ai transmis qu'une infime partie de tout ce que j'ai appris : j'ai presque honte...

Tout ce savoir, bien peu de connaissances, je souhaite le délivrer au cours de mes prochaines conférences et séminaires à venir.

Pour le lecteur passionné, je l'encourage à consulter la bibliographie en fin de volume et de l'enrichir en se documentant auprès des librairies spécialisées ou en consultant la documentation d'IFREMER ainsi que des autres organismes représentatifs de la santé et de la pharmacie.

Ce livre ne remplacera jamais un médecin ou un pharmacien j'en suis certain. C'est pourquoi je demande au lecteur de ne pas pratiquer l'automédication sans s'être assuré du diagnostic, et d'en avoir parlé avec un praticien de confiance.

Un chaleureux remerciement aux chercheurs et aux laboratoires qui m'ont toujours gracieusement et aimablement renseigné, en m'accordant une grande disponibilité de temps.

BIBLIOGRAPHIE

– Anne Dufour et Danièle Festy, Guide Hachette des vitamines.
– Pr Henri Joyeux, Changez d'alimentation, Éditions F.X de Guibert.
– L'Eau de mer milieu organique, Éditions Masson 1912, Éditions Encre 1995.
– Dr Max Rombi, La peau de la vie, Éditions Romart.
– Oceanis - doc. océanographiques 2001, vol. 27-3/4, Inst. Océanographique.
– Dr Georges de La Farge, La santé par la mer, Éditions Vigot frères, 1961.
– Dr Dominique Hoareau, Les thérapies marines, Éditions Dangles.
– Simopoulos, Robinson, Le régime Oméga 3, adapté par le Dr de Lorgeril et Patricia Salen, Éditions EDP Sciences.
– Barry Sears, Le régime des stars, Éditions Le Cherche Midi.
– Barry Sears, Le régime Oméga 3, Éditions de l'Homme.
– Barry Sears, Les recettes du juste milieu dans votre assiette, Éditions de l'Homme.
– Barry Sears, Le juste milieu dans votre assiette, Éditions de l'Homme.
– D. Servan Schreiber, Guérir, Éditions Robert Laffont.

Revues
– La vie naturelle n° 47 H.S La mer et la santé.
– "Ça m'intéresse" H.S N° 9 / 250 questions sur la Mer.
– Sciences et Avenir n° 701 juillet 2005 (Le Littoral).

De nombreux sites ont été consultés sur le "Net". Nous les avons indiqués chaque fois que possible. Nous demandons à ceux que nous aurions maladroitement oubliés de ne pas nous en tenir rigueur. Merci.

ANNEXE 1

LISTE DES LABORATOIRES ET DE LEURS SPÉCIALITÉS MARINES

Laboratoires	Spécialités	Indications	P ou autres	Coordonnées
Merck Médication Familiale	Molval (lingue bleue)	Cholestérol, triglycérides	Pharm	
SUPER DIET Laboratoires Pharma-ceutiques	Algues laminaires/ eau de mer	Reminéralisant	Diet	B.P 10 59721 Denain T 03 27 44 08 98
	Thé Vert et Algues laminaires	Régime minceur	D	
	Argarola (nori, wakamé, ulva, algues laminaires, spiruline)	Elimination, méta-bolisme, minceur	D	
	Doucirola (lithothamne)	Bien-être digestif	D	
	Phosrola (litho-thamne, laitance de poisson)	Mémoire, activité intellectuelle	D	
	Minerola (algue, lithothamne, laitance de poisson)	Reminéralisant	D	
	Videarola (flétan et morue)	Remineralisation, calcium, Vit A et D	D	
	Calcium Lithothamne, algues, wakamé, nori, huile de foie de poisson	Reminéralisant, os, absorption du cal-cium	D	
	Magnésium marin	Surmenage	D	

VALORIMER “la richesse de la mer pour votre bien-être” catalogue s/demande	Crème Arthro-Confort (tube) Chondroïtine + silicium chondroïtine + silicum organique	Sur les articulations en complément des gélules	BC Vente directe	8 rue Victor Hugo B.P 29106 29124 Pont l'Abbé cedex
	Arthro-Confort gélules Glucosamine		Vente directe	
	GSH Antioxydant marin (glutathion + précurseurs) gélules	La plus puissante des formules antioxydantes	Vente directe	
	Calci-Marin (calcium et phosphore marin) gélules	Os fragiles, ostéoporose	Vente directe	
	Oméga 3 (30%)	Circulation, tension, cholestérol HDL, dermatoses, cerveau, rétine	Vente directe	
	Oméga 3 + (50%)	Système cardio vasculaire, anti dépresseur, plus concentré que l'Omega 30%.	Vente directe	
	Oméga Neuro-Vital (capsules)	Mémoire, dépression, troubles de l'humeur.	Vente directe	
	Oméga 3 DHA (65%) (capsules)	Mémoire concentretion, dégénérescence maculaire (DMLA), femmes enceinte, personnes âgées	Vente directe	
	Oméga Junior (stick de poudres sans odeur, parfum fraise)	Développement des facultés mentales de l'enfant	Vente directe	

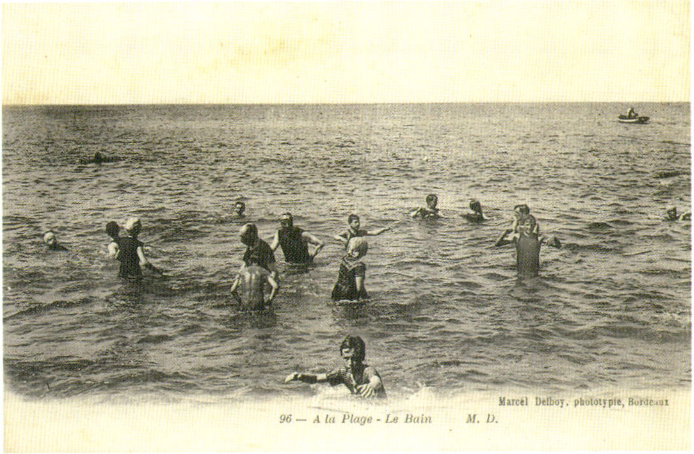
Marcel Delboy, phototypie, Bordeaux
96 — A la Plage - Le Bain M. D.

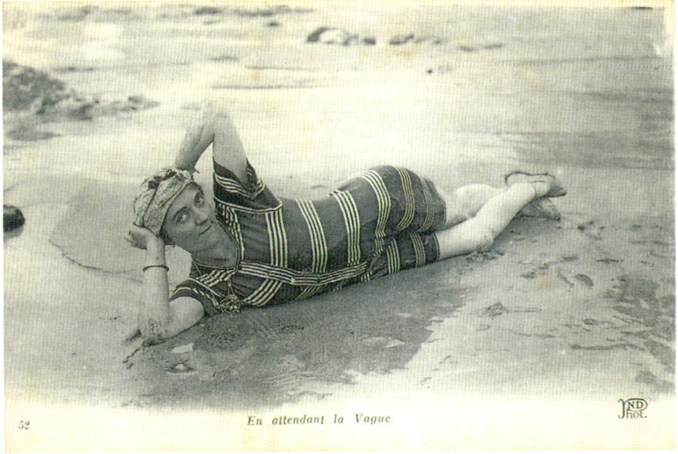
52
En attendant la Vague

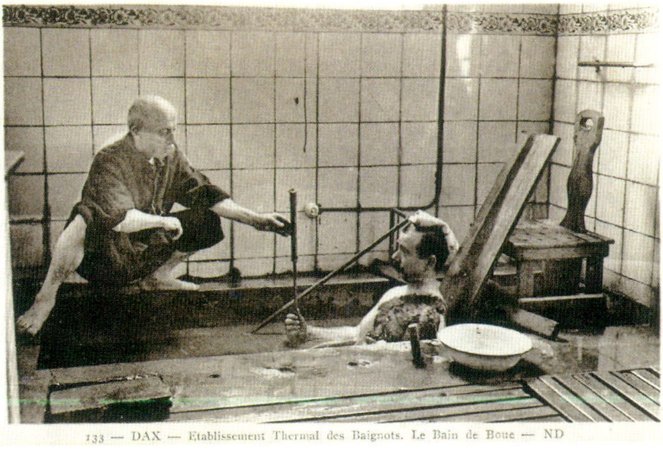
133 — DAX — Etablissement Thermal des Baignots. Le Bain de Boue — ND

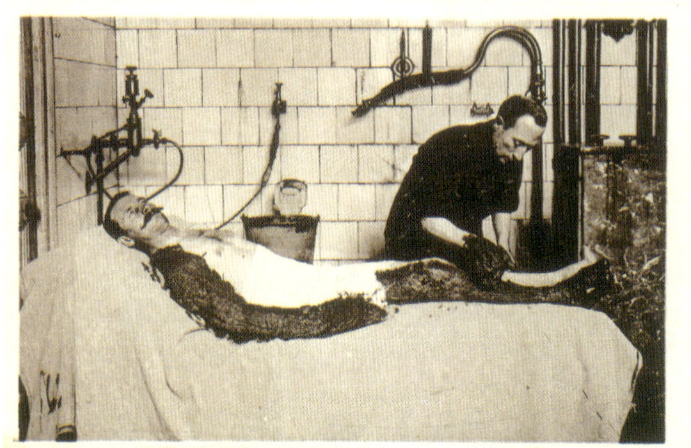

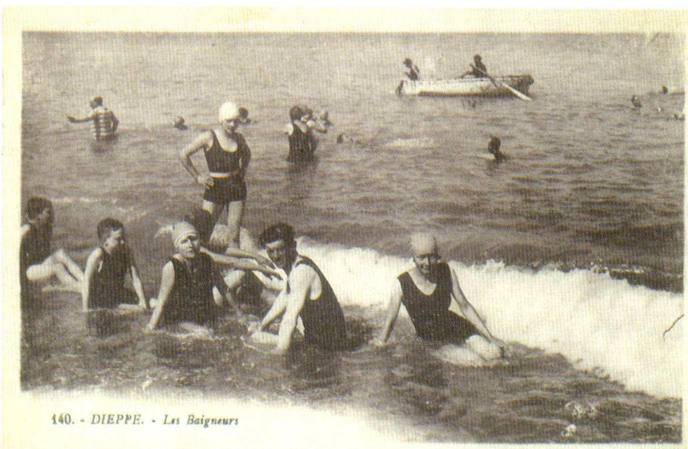
140. - DIEPPE. - Les Baigneurs

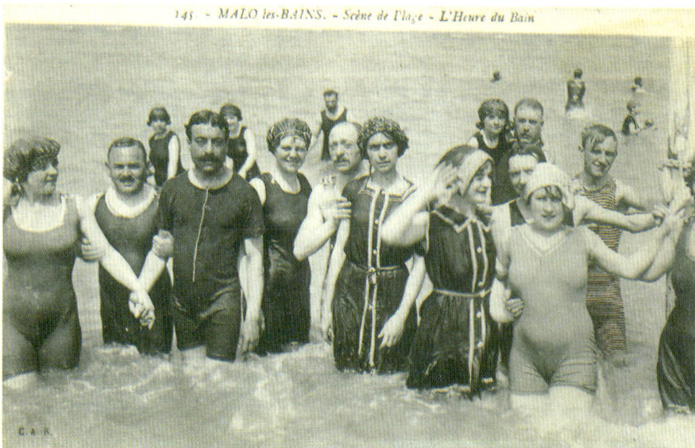
145. - MALO les-BAINS. - Scène de Plage - L'Heure du Bain

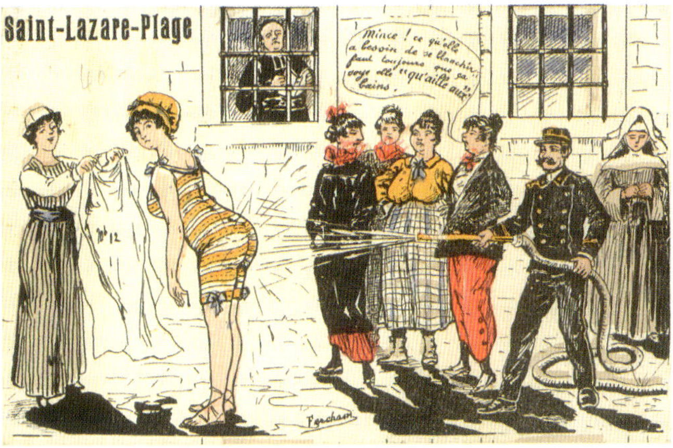
Saint-Lazare-Plage
Mince ! ce qu'elle a besoin de se blanchir, faut toujours que ça voye elle "qu'aille aux" bains.
Nº 12

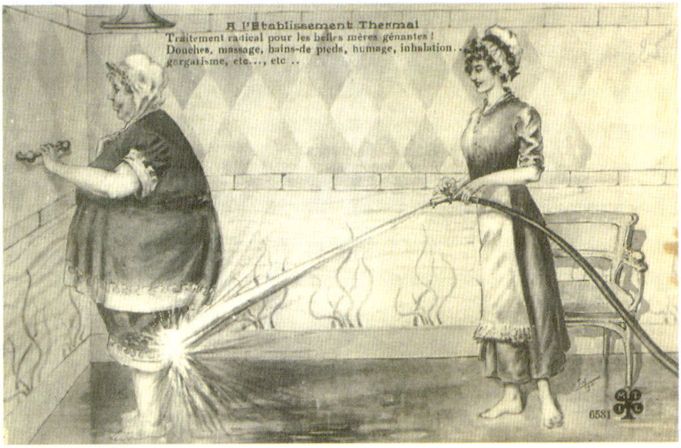
A l'Établissement Thermal
Traitement radical pour les belles mères gênantes !
Douches, massage, bains-de pieds, humage, inhalation…
gargarisme, etc…, etc ..
6581

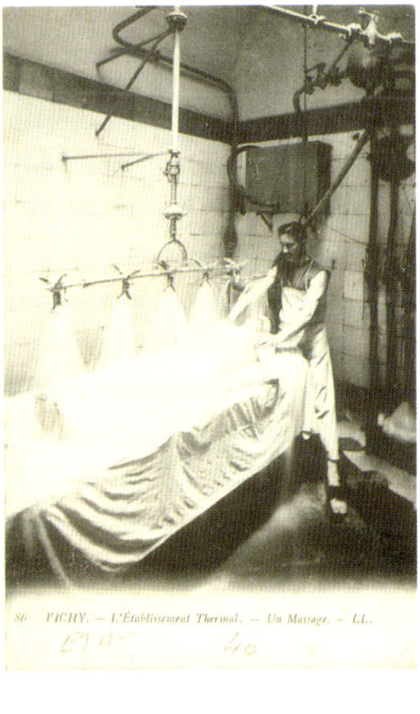
86 VICHY. — L'Établissement Thermal. — Un Massage. — LL.

Natation sur le ventre. 1–4. Natation sur le dos. 5–6.

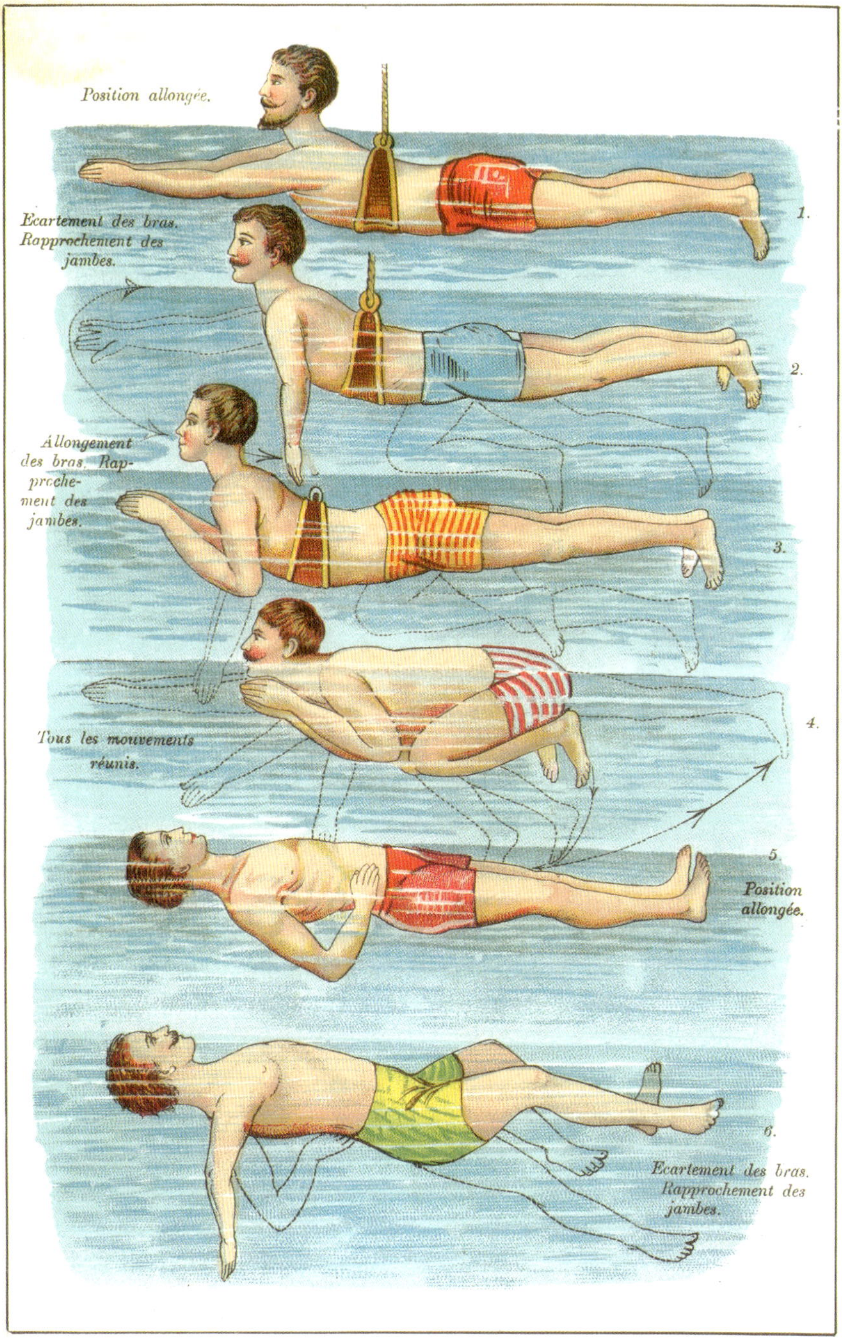

Bilz, Nouvelle méthode pour guérir les maladies.

Bains de vapeur.

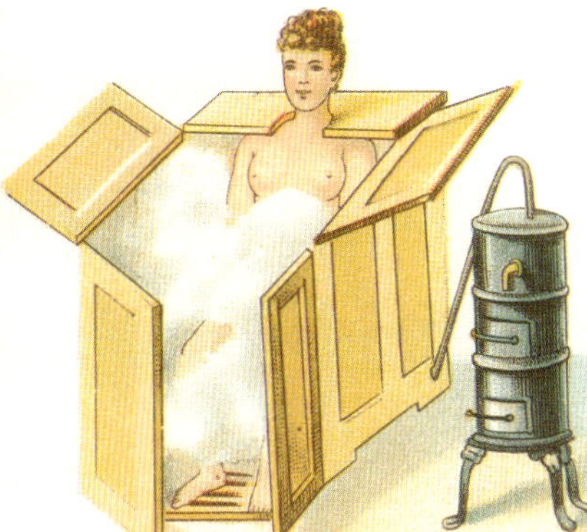

Fig.1. Bain de vapeur total.

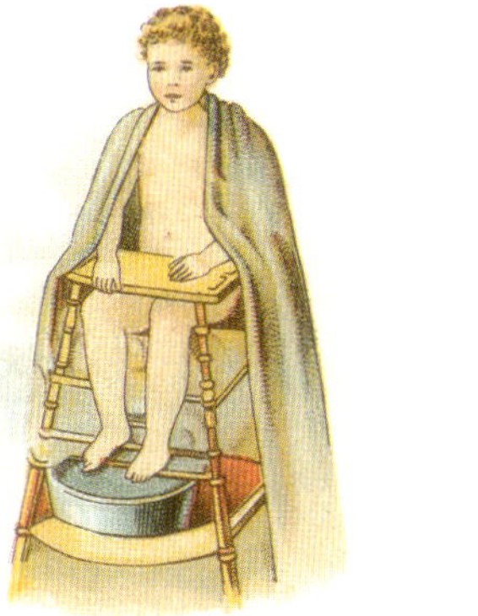

Fig.2. Bain de vapeur des enfants.

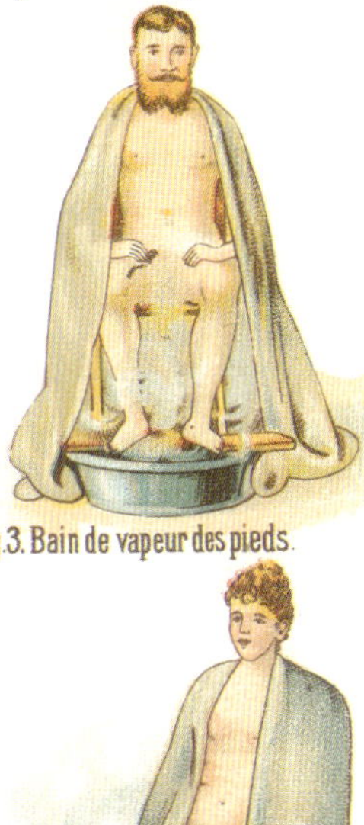

Fig.3. Bain de vapeur des pieds.

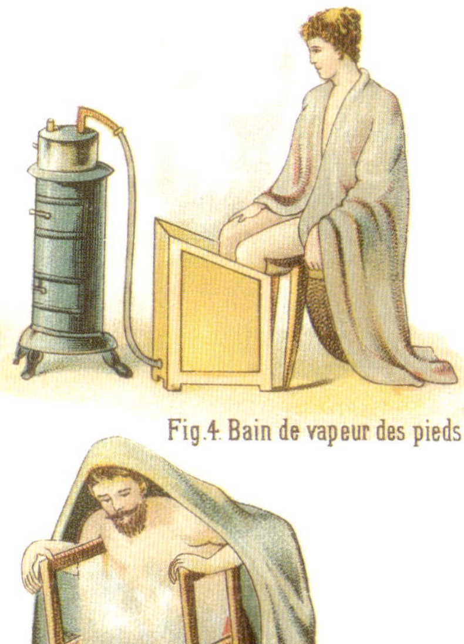

Fig.4. Bain de vapeur des pieds.

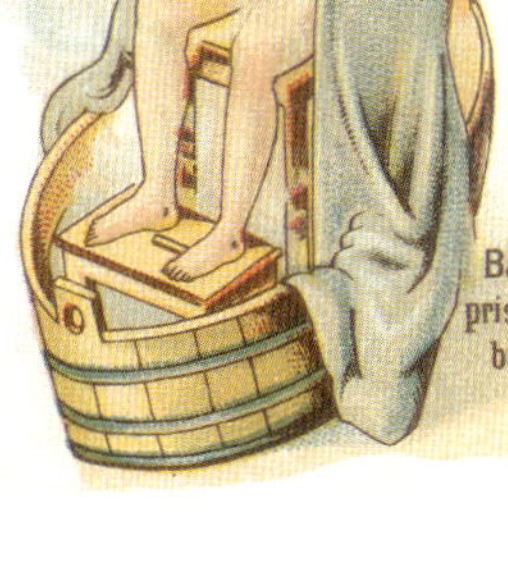

Fig.5. Bain de vapeur pris dans la baignoire.

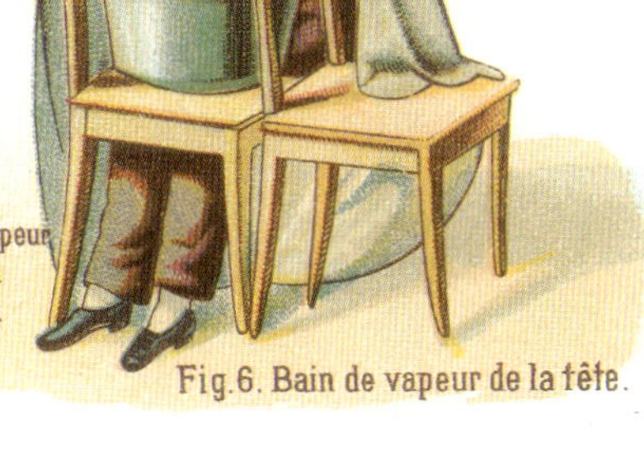

Fig.6. Bain de vapeur de la tête.

Bilz, Nouvelle méthode pour guérir les maladies.

Bains et traitement électrique.

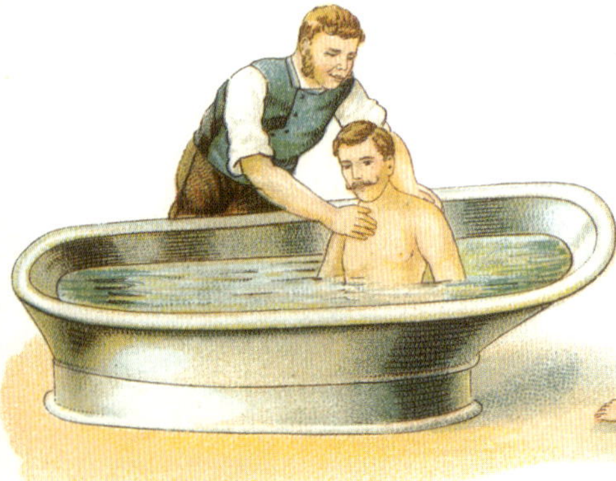

Fig.1. Bain en baignoire.

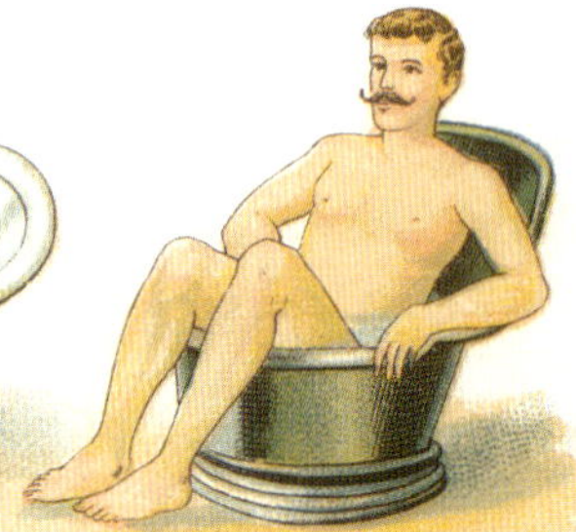

Fig.2. Bain de siège.

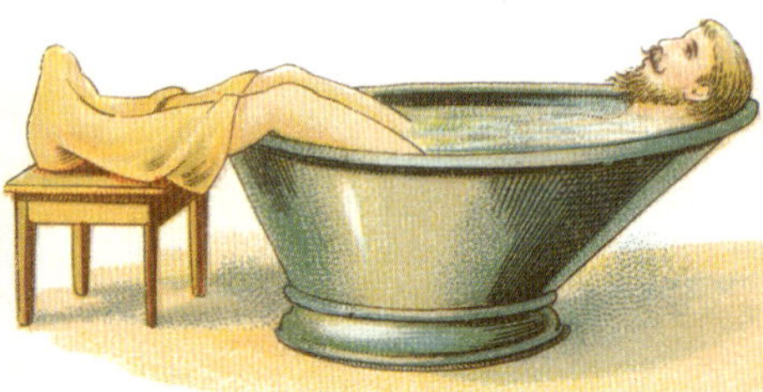

Fig.3. Bain du tronc.

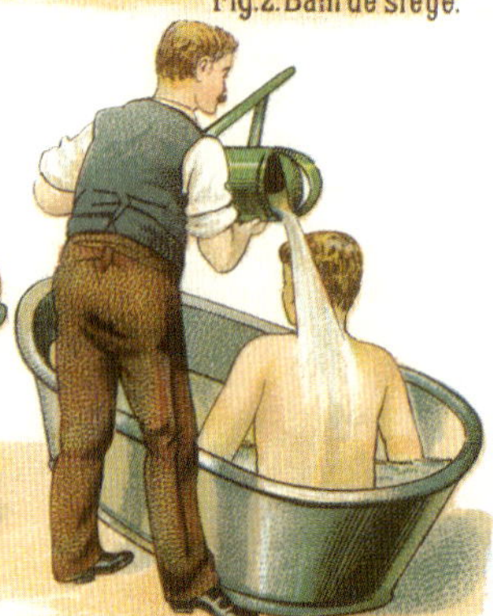

Fig.4. Affusion du dos au bain.

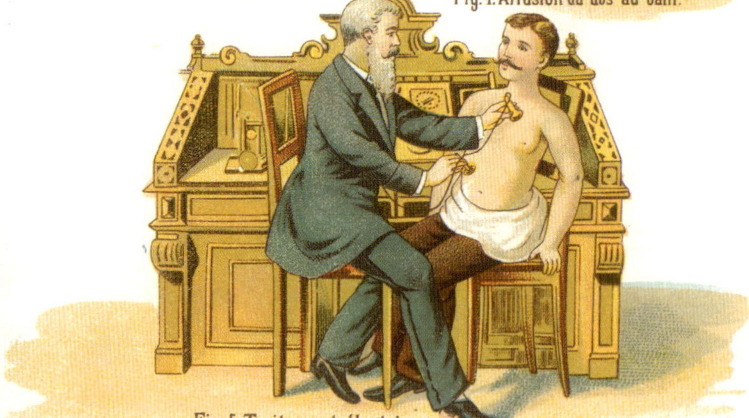

Fig.5. Traitement électrique.

Maillots.

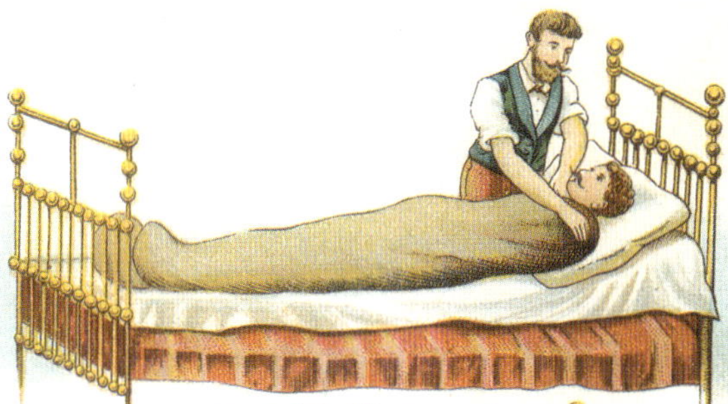

Fig.1. Maillot total.

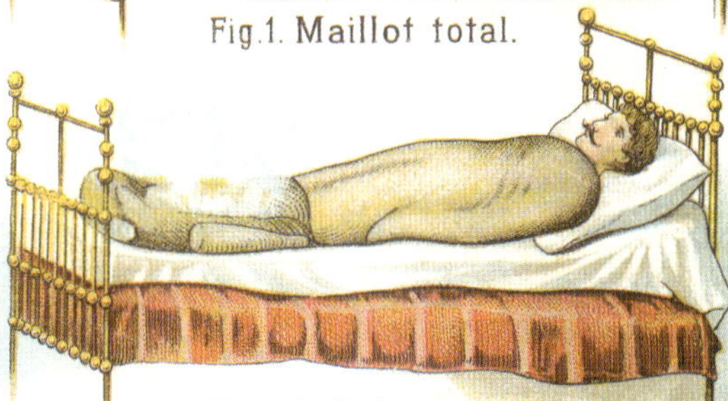

Fig.2. Bain de vapeur au lit.

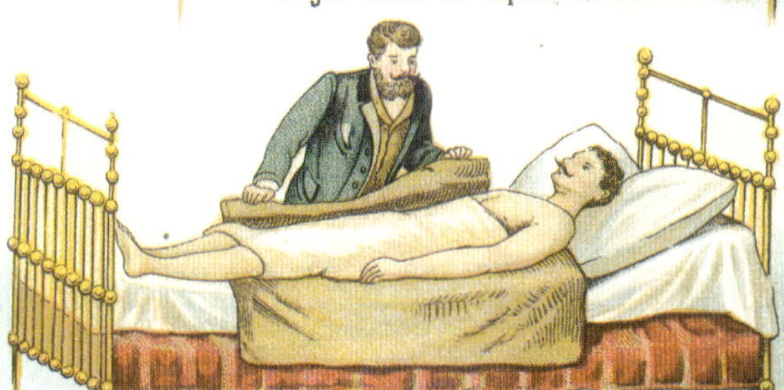

Fig.3. Le maillot court à la Kneipp.

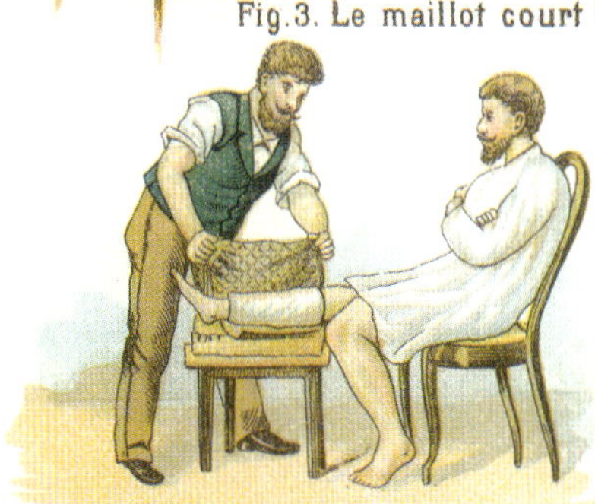

Fig.4. Pose du maillot des mollets.

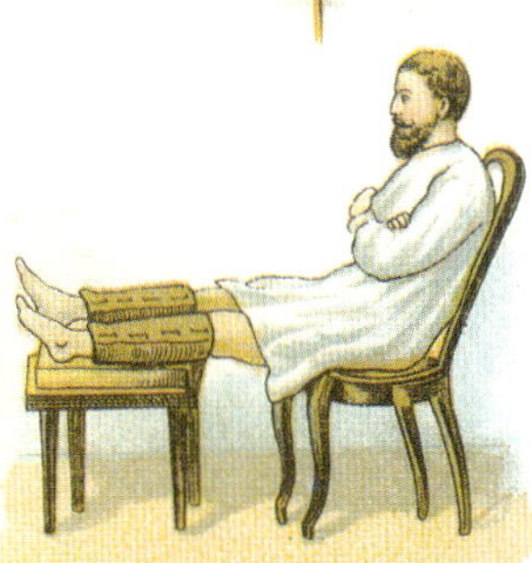

Fig.5. Maillot des mollets achevé.

Bilz, Nouvelle méthode pour guérir les maladies.

Exercices de gymnastique médicale.

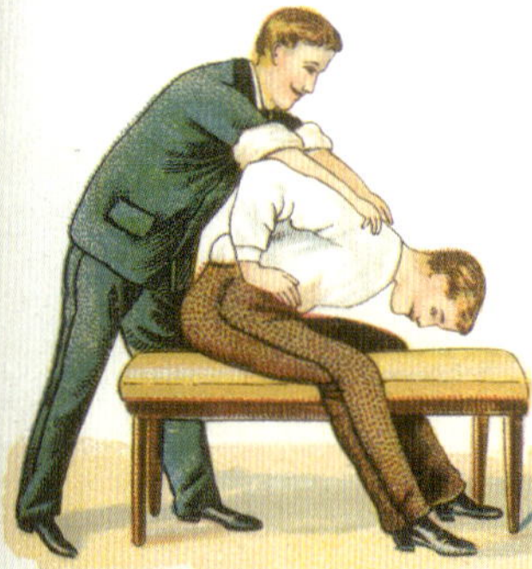

Fig.1. Flexion du tronc en avant (Position 1).

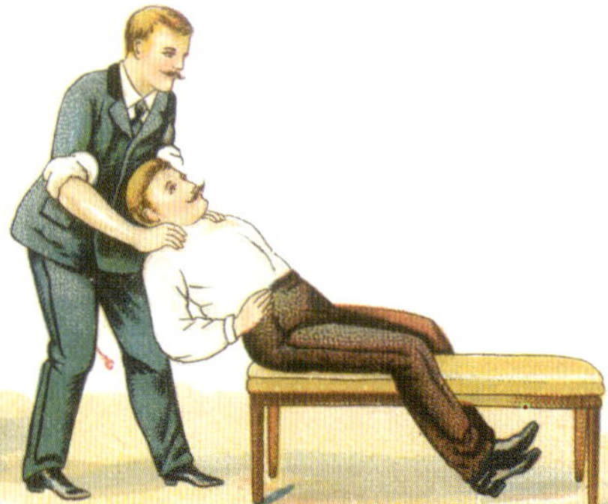

Fig. 2. Flexion du tronc en arrière (Position 2)

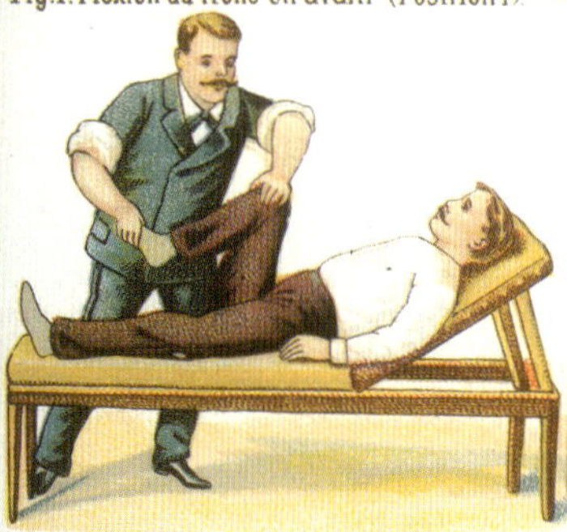

Fig.3. Flexion de la cuisse.

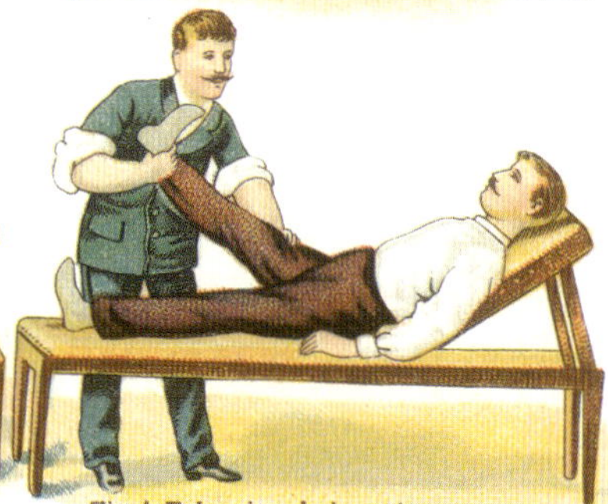

Fig.4. Extension de la cuisse.

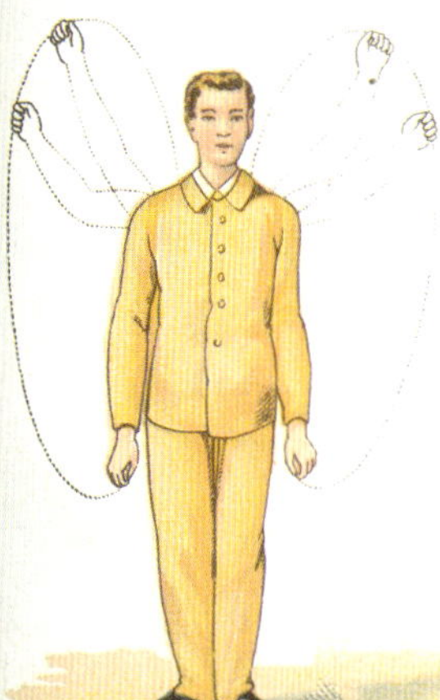

Fig.5. Exécuter avec les bras un mouvement circulaire.

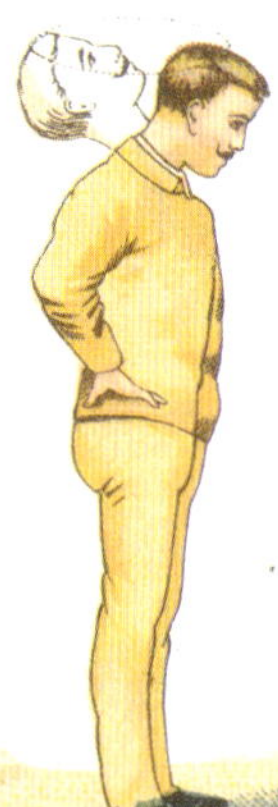

Fig.6. Exécuter avec la tête un mouvement circulaire.

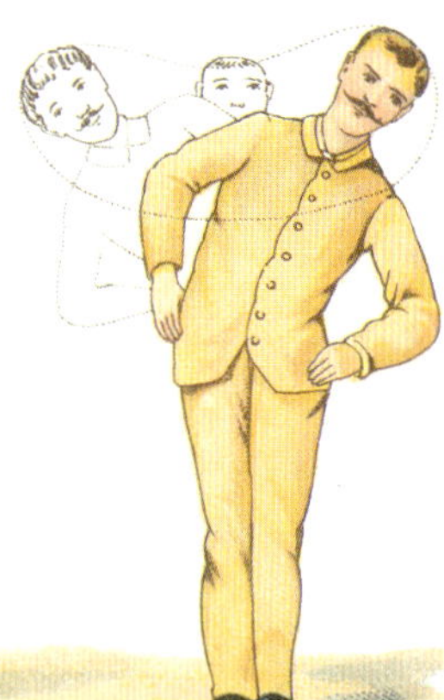

Fig.7. Exécuter un mouvement circulaire avec le tronc.

Bilz, Nouvelle méthode pour guérir les maladies.

VALORIMER "la richesse de la mer pour votre bien-être" catalogue s/demande	Huile de foie de chimère (50% alkylglycerols) capsules	Stimulant des défenses immunitaires	Vente directe	8 rue Victor Hugo B.P 29106 29124 Pont l'Abbé cedex
	Huile de foie de requin (20% alkyl-glycerols) capsules	Fortifiant, revitali-sant, cicatrisant, hypocholestérolé-miant	Vente directe	
	Huile de foie de morue capsules	Croissance, source naturelle de vit A et D	Vente directe	
	Psorimer capsules	Traitement du psoriasis, inflam-mation chronique, maladies auto-immunes	Vente directe	
	Lithothamne gélules	Maux d'estomac, brûlures et reflux gastriques, tendi-nites, crampes, déminéralisation	Vente directe	
	Magnésium marin gélules	Supplémentation en magnésium, hyperactivité, insomnie, spasmo-philie, tétanie...	Vente directe	
	Eau de mer isotonique Unidose dans un conditionnement-souple pour le voyage	Oxygénation cellu-laire, réhydratant naturel, apport ali-mentaire en miné-raux et oligo-élé-ments.	Vente directe	
	Idealigne (Fucus vesicolosus + Hoodia Gordonii) gélules	Perte de poids, inhibiteur d'appétit, obésité	Vente directe	

VALORIMER "la richesse de la mer pour votre bien-être" catalogue s/demande	Florimer gélules	Préserve la flore intestinale, ballonnements et flatulences	Vente directe	8 rue Victor Hugo B.P 29106 29124 Pont l'Abbé cedex
Laboratoires Le Stum	Redugen comprimés	Régulateur du poids	Vente directe	BP 543 56105 Lorient Cedex Tél. : 02 97 88 15 88 Fax : 02 97 88 01 55
	Tricatione comprimés	Physiologie du calcium, calcification, fracture	Vente directe	
	Enoceride comprimés	Anti oxydant, troubles de la peau	Vente directe	
	Xenosulf comprimés	Détoxifiant	Vente directe	
	Karoshil comprimés	Mémoire, anti-stress, surmenage intellectuel	Vente directe	
	Runatar comprimés	Apport minéral, squelette et articulations	Vente directe	
	Vectomega comprimés	Equilibre lipidique à base d'omega 3	Vente directe	
Lumière de sel Hasur TCF Importateur pour l'Europe	Sel de table de l'Himalaya, sels de bains, préparation pour la saumure de l'Himalaya Mégamine Tma crème régénératrice. M'Clair lait à la zéolite, non testé sur animaux	Sel culinaire, sel pour bains Confort, esthétique	Vente directe	Lieu-dit Hinterwald 67250 Hunspach T : 03 88 80 59 75 www.selhimalaya.com

Parinat-Concentrace	Sel de l'Utah (flacon liquide)	Cuisine, hypertension, traitement sous corticoïde	Vente directe + D	Tél. : 01 43 98 89 85 Fax : 01 43 65 63 33 www.pat-blanche.com
Laboratoire Dr Scheffler France	Sel de la mer morte, huile de bain à la noix de coco et au sésame.sesame	Dermatose, esthétique	Pharm.	Tél. : 01 41 49 01 00
Ahava/Bazar Suzanne	Boue, sel, dérivés de produits de la Mer Morte	Dermatose, esthétique	Vente directe	14 rue Ferdinand Duval 75004 Paris Tel : 01 48 87 34 84 Fax : 01 48 87 47 34
Origins	Sels, exfoliant pour le corps, soins esthétiques sur place	Esthétique, détente Gamme de la Mer Morte	Vente et soins sur place	7 rue des Francs-Bourgeois 75008 Paris Tél. : 01 44 54 18 06
Lux-Sel	Sel de la mer Morte pour soins à domicile	Dermatose, esthétique	Vente directe	Delaerestraat 37 8800 Roulers Belgique Tél. : +32 51 24 46 65 e-mail :luxsel@pi.be
Ylios (Sté)	Vente d'algues déssechées en pot. Distribution en grandes surfaces. Nori, dulse, ulves, salade de la mer	Cuisine aux algues	Petites, moyennes, grandes, surfaces	16 rue Pierre et Marie Curie, 77380 Combes-la-Ville www.ylios-france.com
Thalado (Comptoir des algues)	ADN marin, chitine, christ marine, fucus, huile marine, eau de mer déshydratée – visites éducatives	Confort, esthétique,	Catal.	5 avenue Victor Hugo 26680 Roscoff www.thalado.fr 02 98 69 77 05
Conseil Daniel et Patricia	Ostréiculture, vente sur place d'huîtres, expéditions, visites éducatives	Gastronomie	Vente directe	Etablissement Conseil 17 390 La Tremblade Tél. : 05 46 36 01 19 Fax : 05 46 85 02 26
Gendreau (conserverie)	Conserves de sardines, primeurs, millésimés		Vente directe	84 route des sables 85800 St Gilles-Croix-de-vie Tél. : 02 51 55 49 88

La Quiberonnaise (conserverie)	Conserve de sardines aux épices, au citron, au vin blanc		Vente directe	30 rue du Port de pêche 56170 Quiberon Tél. : 02 97 50 27 19
Château du Juge Pierre Dupleich	Viticulteur	Vin de Bordeaux	Vente directe	Tél. : 05 56 62 17 77
Aquacole d'Ouessant	Produits alimentaires, algues en conserves, spécialités aux algues, algues en vrac, produits cosmétiques de la mer, gels, sel de bains, shampoing, bains aux algues parfumées	Industrie agro-alimentaire, restauration, vente par correspondance	Vente directe	Z.A St Ermel, 29800 Landerneau (F) Tel : 02 98 21 57 50 Fax : 02 98 21 57 68
L'Ambroisie (Restaurant)	Dirigé par le Chef cuisinier Bernard Pacaud, ce restaurant propose des recettes qui favorisent la production du bon cholestérol (HDL) Un DVD est édité -Ed. Montparnasse *La cuisine de vos artères* - Ed. Albin Michel	Restaurant gastronomique		9 place des Vosges 75004 Paris T : 01 42 78 51 45
Le Roux Pierrick	Musée des Goémoniers de Plouguerneau (29) Auteur de : *Connaître et cuisiner les algues bretonnes*	Professeur de cuisine à Brest		"Kerline" 29290 Guipronvel

Darbonne Caroline	Auteur : *300 recettes gourmandes* Editions du Reader'sDigest *La boite à sardines* - Ed. Tana Tél. : 01 44 16 92 38	Créatrice de recettes pour l'édition	Librai-rie	
Institut Natura	Polaroil : huile de crevette polaire riche en Omega 3 à longue chaîne	Produit une large gamme de complé-ments alimentaires issus de la mer	Vente directe	16200 Bourg de Charente Tél. : 05 45 81 31 11
Yalacta - Compagnie générale de diététique	Stabilium (stress, surmenage) Livre : *Garum et santé*	Producteur d'une gamme alimentaire distribuée en rayon diététique	Diet.	97/99 rue du Général Moulin, 14000 Caen
Eotec	Ecoswim (traitement de l'eau des piscines traditionnelles) Mimi Swim (traite-ment de l'eau des piscines hors-sol.)	Traitement de l'eau	Vente directe	300 route de Montauban 31660 Bessières Tél. : 05 61 84 57 65 Fax : 05 61 84 37 56
Hydrohelix Energies	Eoliennes marines Energie thermique des mers Hydroliennes (énergie des cou-rants de marée) Energie houlomo-trice (énergie des vagues)	Constructeurs	Vente directe	Bd de Creach Gwen 29561 Quimper Tél. : 02 98 10 12 35
Omnicuiseur	Appareil de basse température pour cuisson		Vente directe	M.D.V. 1bis, rue Benelux 44300 Nantes Tél. : 02 51 89 18 40

Chant des Dauphins (association 1901)	Contact entre des enfants autistes ou rencontrant d'autres difficultés, avec les dauphins. Les groupes adultes peuvent bénéficier de rencontres avec les mammifères marins lors de sorties en voilier. Contacter l'association.	Association sans but lucratif.		Philippe Manon Capitainerie du port de Fréjus 83606 Port Fréjus Cedex Tél. : 06 15 59 31 72 chantdesdauphins.com www.chantelavie.com
Setalg France	Le plus grand champs d'algues d'Europe	Grossiste Visite du site classé Natura 2000		Presqu'île de Pen-Lan 22610 Pleubian
Solvarome (Laboratoire)	Phytothérapie en application externe	Pharmacie		46 rue d'Amsterdam 75008 Paris Tél. : 01 45 26 52 70

ANNEXE 2

LES CENTRES DE THALASSOTHÉRAPIE

CLASSEMENT PAR SYSTÈMES PATHOLOGIQUES

CIRCULATION

Dieppe, Luc-sur-Mer, Deauville, Trouville, Saint-Malo, Perros-Guirec, Roscoff, Sainte-Marie-de-Ré, La Baule, La Baule-les-Pins, La Flotte, Anglet, Saint-Jean-de-Luz, Biarritz, Antibes, Villeneuve-Loubet .

MÉMOIRE

Thermes marins de Saint-Jean-de-Monts

DOULEURS DU DOS

Granville, Quiberon, Saint-Jean-de-Monts, Royan, Saint-Jean-de-Luz, Port Fréjus, Villeneuve-Loubet, Trouville, Ouistreham, Perros-Guirec, La Baule-les-Pins, Pornic, Ile de Ré, Hyères, Antibes.

MIGRAINES

Cap Royan.

MÉTABOLISME (Troubles du)

Anglet, Biarritz, La Baule, La Baule-les-Pins, Deauville, Dieppe, Perros-Guirec, Port-Crouesty, Port-Fréjus, La Flotte, Hendaye, Villeneuve-Loubet.

MUSCULAIRE

La Baule, Dieppe, Luc-sur-mer, Saint-Jean-de-Luz, Saint-Jean-de-Mont, Saint-Raphaël, Port-Camargue, Port-Fréjus.

NEUROLOGIE

Bénodet, Dieppe, Deauville, Trouville, La Baule, Hendaye, Biarritz, Saint-Jean-de-Luz, Saint-Jean-de-Mont, Sainte-Marie-de-Ré, Pornic, Benodet.

ORTHOPÉDIE

Dieppe, Treboul, Bénodet, Hendaye, Saint-Raphaël.

STRESS

Saint-Malo, Anglet, La Baule.

RÉÉDUCATION

Berck, Granville, Roscoff, Lorient, Trévou-Tréguignec, La Turballe, Hendaye, Le Barcarès, La Ciotat, Palavas, Saint-Raphaël, Douarnenez, Saint-Jean-de-Mont, Collioure.

CLASSEMENT GÉOGRAPHIQUE PAR CENTRES

Les informations communiquées ci-après, peuvent avoir changé depuis la rédaction de ce livre. Tous les centres se réservent le droit de modifier leurs prestations en fonction de la demande de leur clientèle ou des saisons. Nous vous recommandons de bien vouloir vous renseigner avant votre inscription, et de tenir informé l'auteur des changements constatés à l'inscription ou bien au cours de votre séjour au Centre que vous aurez choisi.

Pour chaque centre, nous avons indiqué les principaux soins pratiqués. Chaque dénomination regroupe plusieurs soins.

Par exemple "Cure remise en forme" regroupe : algothérapie, bain aéro-marin, douche à jet, douche sous-marine, massage hydro-jets, massage à sec, aqua-gym.

LA MANCHE

Le climat est vivifiant, les côtes de la Manche sont dominées par des vents d'ouest dont les effets spectaculaires sont particulièrement visibles aux périodes de fortes marées. Les vents sont très vivifiants en raison de leur forte teneur en iode et leur richesse en oligo-éléments. Les embruns sont très appréciés par ceux qui souhaitent retrouver une vigueur en dehors des soins spécifiques proposés par les Centres. Les côtes de la Manche sont tempérées par le courant du Golf Stream.

- **Thalassa Le Touquet**
  Remise en forme, anti stress, jeune maman, masculin tonic, jambes tonics, minceur marine, esthétique marine, aquagym, sophrologie, soins homme, hammam.
  Téléphone : 03 21 09 86 00

- **Thalazur Ouistreham**
  Circulation, spéciale dos, beauté plénitude, énergie anti-stress, jeune maman, nutrition minceur, massage du monde, shiatsu, massage californien, thuina, réflexologie plantaire, ostéopathie, relaxation.
  Téléphone : 02 31 96 40 40

- **Algoderme de Deauville**
  Vitalité, beauté, prénatale, post natale, spéciale dos, orientale, minceur, jambes lourdes, anti-cellulite, massage thaïlandais, réflexologie plantaire ou crânienne, shiatsu, aqua bébé, école du dos, yoga, tai-chi-chuan, qui gong.
  Téléphone : 02 31 87 72 00

- **Cure Marine Luc-sur-Mer**
  Santé forme, orientale, poids et forme, jeune maman, jambes toniques, massage rééducation, soin du désert.
  Téléphone : 02 31 97 32 22

- **Prévithal Granville**
  Santé nature, remise en forme, remise en santé, école du dos, rééducation, jambes toniques, minérale, minceur, beauté marine, relaxation, anti-cellulite.
  Téléphone : 02 33 90 31 10

- **Thermes Marins de Saint-Malo**
  Mer et capital santé, soins des jambes, rééducation, soins du dos, jeune maman, maman-bébé, poids et forme, silhouette minceur, remise en forme, détente, beauté, aqua stretching, training aquatique.
  Téléphone : 02 99 40 75 00

- **Thalassa Dinard**
  Remise en forme, golf, sophrologie, relaxation, masculin, esthétique, minceur, réflexologie plantaire, palper rouler manuel.
  Téléphone : 02 99 16 78 00

- **Thermes Marins de Perros-Guirec**
  Forme, mieux-être, drainage lymphatique, anti-cellulite, sophrologie, soins seniors, spécial dos, massages énergétiques chinois, sophrologie. Spécialité : tous les massages du monde.
  Téléphone : 02 96 23 28 97

- **Institut Marin Rockroum**
  Santé, forme et détente, thalasso beauté, anti-cellulite, maman-bébé, anti-stress, dos, bien-être, relaxation, palper-rouler réflexologie plantaire, drainage lymphatique,
  Téléphone : 02 98 29 20 00

L'ATLANTIQUE

Le climat est tonique. Les centres de thalassothérapie, sont situés de la Bretagne Sud jusqu'au Pays Basque. Les températures sont graduellement plus élevées du nord au sud, les vents sont souvent plus importants au Pays Basque qu'en Vendée. L'été, la chaleur y est plus supportable grâce à ce vent. Le climat est classé comme tonique. Son exposition Grand-Ouest, est la garantie d'une rare pureté de l'atmosphère. L'air y reste très riche en oligo-éléments.

- **Relais thalasso Benodet**
  Pleine forme, âge heureux, santé des jambes, jeune maman, santé du dos, silhouette, beauté, plénitude, shiatsu, watsu, thaï, californiens, drainage lymphatique, réflexologie plantaire, gymnastique, esthétique.
  Téléphone : 02 98 66 27 17

- **Thalasso Douarnenez**
  Remise en forme, équilibre, cure beauté, cure minceur, cure jambe toniques, réflexologie plantaire, dépresso-massage, esthétique.
  Téléphone : 02 98 74 45 09

- **Thalassa Quiberon**
  Remise en forme, santé, silhouette, jeune maman, esthétique marine, masculin tonic, subliminceur, massages énergétiques chinois, thaï, et californien, palper rouler à quatre mains aux pierres chaudes, réflexologie plantaire, drainage lymphatique, fasciathérapie, esthétique.
  Téléphone : 02 97 50 20 00

- **Miramar Crouesty**
  Anti-stress, spécial dos, anti-tabac, post natal, complément post-natal maman/bébé, jambes lourdes, objectif minceur, anti-cellulite, massage ayurvédique, massage oriental de remise en forme), esthétique.
  Téléphone : 02 97 53 90 90

- **Carnac Thalassothérapie**
  Remise en forme, santé et amincissement, sublim'age, masculin tonic, post-natale, santé du dos, santé des jambes, anti stress, thalasso découverte, yoga, étirements, esthétique.
  Téléphone : 02 97 52 53 54

- **Centre Thalgo La Baule**
  Evasion, énergie, stress, oxygène et sevrage tabagique, dos, arthrose, harmonie, médimer anti-âge, post-natale, futur maman, jambes toniques, diététique et amaigrissement, massages thaï, ayurvédique, bébé, shiatsu, plantaire, drainage lymphatique, aquagym.
  Téléphone : 02 40 11 99 99

- **Relais Thalasso La Baule**
  Remise en forme, beauté, cap senior, santé du dos, jambes légères, objectif minceur, post-natale, cure massages du monde, massage kiné, massages shiatsu, watsu, chinois, école du dos, esthétique.
  Téléphone : 08 20 90 32 44

- **Pornichet Centre de Thélassothérapie Daniel Jouvance**
  Cures de base Océadécouverte 1/2/3 jours, Océaforme 4/5/6 jours, minceur océalgue, océaprana, thalassazen, dos océathérapie, énergie océanature, minceur, diététique, sophrologie, esthétique.
  Téléphone : 02 40 61 78 48

- **Alliance Pornic**
  Remise en forme, jeune maman, anti-stress, relaxation et bien être, thalasso jogging, thalasso et randonnée, amincissement, cellulite, diététique, harmonie du dos, rhumatologie, jambes lourdes, sophrologie, esthétique.
  Téléphone : 02 40 82 21 21

- **Thermes Marines de Saint-Jean-de-Monts**
  Thalasso bien-être, remise en forme anti-stress, minceur et cellulite, post-natale, dos et rhumatologie, cinquantaine active, homme tonique, thalasso-golf, week-end découverte, sophrologie, yoga, stretching, esthétique.
  Téléphone : 02 51 59 18 18

- **Thalassa Les Sables d'Olonne**
  Anti stress, esthétique marine, santé et remise en forme, masculin tonic, jambes tonic, jeune maman, minceur marine, réflexologie plantaire, drainage manuel, esthétique.
  Téléphone : 02 51 21 77 77

- **Thalazur La Rochelle Sud**
  Pleine forme, thalazur, harmonie énergie anti-stress, circulatoire, beauté plénitude, spécial dos, jeune maman, nutrition minceur, massages ayurvédiques, shiatsu, podoreflexologie, aqua sophrologie, aquagym, ostéopathie.
  Téléphone : 05 46 56 17 17

- **Relais Thalasso Ile de Ré**
  Energie vitale, forme tonique ; cap minceur, atout sport, jambes légères, maman épanouie, harmonie du dos, ostéopathie, techniques manuelles, sophrologie, drainage lymphatique, esthétique.
  Téléphone : 05 46 30 21 22

- **Le Richelieu Ile de Ré**
  Remise en forme, santé du dos, sérénité, yoga, shiatsu, jeune maman, jambes légères, détente marine, minceur, esthétique.
  Téléphone : 05 46 09 60 70

- **Thalacap Ile de Ré**
  Remise en forme, valorisation de l'image, minceur et bien-être, remise en forme post-natale, anti stress corps esprit, sophrologie, cours de natation, esthétique.
  Téléphone : 05 46 29 10 00

- **Thalassa Oléron**
  Sérénité marine et anti-stress, esthétique marine, remise en forme, jambes toniques, future maman, masculin tonic, minceur marine, yoga, Tai-chi.
  Téléphone : 05 46 76 02 46

- **Thalazur Royan**
  Pleine forme, circulatoire, spécial dos, beauté plénitude, harmonie énergie anti-stress, nutrition minceur, minceur jeune maman, esthétique.
  Téléphone : 05 46 39 96 96

- **Thalazur Arcachon**
  Pleine forme, circulatoire, jeune maman, harmonie énergie anti stress, dos, beauté plénitude, nutrition minceur, shiatsu, drainage lymphatique, esthétique.
  Téléphone : 05 57 72 06 66

- **Atlanthal Anglet**
  Forme et santé, spécial homme, senior, golf et thalasso, génération femme, bien vivre son dos, future maman, jeune maman, anti stress, anti-tabac, objectif minceur, réflexe tonic, évasion, perfect beauté, réflexologie plantaire, massage ayurvédique, californien, rééducation vertébrale, esthétique.
  Téléphone : 05 59 52 75 75

- **Thermes Marins de Biarritz**
  Remise en forme, santé et beauté, jambes toniques, jeunes maman, amincissement, cinquantaine en beauté, thala-sinus, thala-myalgie, anti-stress, anti-tabac, sportif, spécial homme, thérapie manuelle, palper-rouler, réflexologie plantaire, naso-sympathicothérapie, cours bébé nageurs, sophrologie, qi-gong, esthétique
  Téléphone : 05 59 23 01 22

- **Thalassa Miramar Biarritz**
  Santé et remise en forme, minceur marine, plasti-beauté, esthétique, cap 50, masculin tonic, jeune maman, jambes toniques, anti-stress, séduction, diététique, esthétique.
  Téléphone : 05 59 41 30 01

- **Institut Hélianthal de Sant-Jean-de-Luz**
  Bien-être et santé, détente et bien être, vitalité beauté, jeune maman, spécial dos, anti-stress, cap minceur, golf et thalasso, gym douce, yoga, qi gong, esthétique.
  Téléphone : 05 59 51 51 00

LA MÉDITERRANÉE

Le climat est sédatif. Les côtes de la Méditerranée sont d'une douceur appréciée par tous. Le taux d'ensoleillement convient aux personnes fatiguées et dévitalisées. La Tramontane (qui souffle du nord-ouest) et le Mistral (qui souffle du nord ou du nord-ouest vers la mer) sont deux vents puissants qui, à la longue, peuvent fatiguer les personnes sensibles.

- **Thalacap Catalogne**
  Détente et vitalité, valorisation de l'image, minceur et bien-être, remise en forme post-natale, anti-stress, shiatsu-détente, sophrologie, cours de natation, esthétique.
  Téléphone : 04 68 98 36 66

- **Thalassol Port-Barcarès**
  Remise en forme, soins circulatoires, anti-cellulite, anti-stress, phyto-thalasso, rhumatologie, drainage lymphatique manuel, aquagym, massage aux pierres volcaniques, esthétique.
  Téléphone : 04 68 86 30 90

- **Thalacap Languedoc**
  Remise en forme, valorisation de l'image, minceur et bien-être, remise en forme post-natale, anti-stress, massages kiné, californien, Sensitive Gestalt Massage, ayurvédique, esthétique.
  Téléphone : 04 67 26 14 80

- **Thalasso Méditerrannée La Grande Motte/Plage**
  Remise en forme, thalaveine, zen, post-natale, amincissement, thalasso au masculin, cure anti-cellulite, mini cure de 3 à 5 jours.
  Téléphone : 04 67 29 13 13

- **Thalassa Port Camargue**
  Remise en forme, esthétique marine, jambes toniques, masculin tonic, jeune maman, esthétique.
  Téléphone : 04 66 73 60 60

- **Thalacap Camargue**
  Détente et vitalité, valorisation de l'image, minceur et bien-être, remise en forme post-natale, anti stress, massages californien, kiné, shiatsu, esthétique.
  Téléphone : 04 90 99 22 22

- **Thalassa Hyères**
  Remise en forme, esthétique marine, anti-stress, jambes toniques, masculin tonic, esthétique.
  Téléphone : 04 94 58 00 94

- **Thalassothérapie Port-Fréjus**
  Escale tonique, massages du monde, mieux-être, harmonie, équilibre et silhouette, jambes lourdes, maman-bébé, clinique du dos, cure spéciale pour adolescents, relaxation coréenne, atelier Do-in, esthétique.
  Téléphone : 04 94 52 56 61

- **Thalazur Antibes**
  Pleine forme, circulatoire et jeune maman, anti-stress, beauté plénitude, nutrition minceur, éveil des sens, massages manuels, réflexologie, massage californien, shiatsu, esthétique.
  Téléphone : 04 92 91 82 00

- **Héliovital Bandol**
  Découverte, minceur, anti-rhumatismale, anti-stress, école du dos, jambes lourdes, ménopause, beauté, relaxation, spécial homme, anti cellulite, massages relaxants, drainage lymphatique, réflexologie plantaire.
  Téléphone : 04 94 29 33 05

- **Thermes Marins des Issambres**
  Détente marine, spécifique dos, détente et minceur, thalgo marine, détente extrême, thalasso au masculin, cure zen, thalasso découverte, esthétique.
  Téléphone : 04 94 55 88 09

- **Thalassasoleil**
  Vitalité, santé, minceur, homme tonique, dos en forme, beauté, anti stress, post-natale, thalasso et voile, massages, gommage aux sels de la mer Morte, esthétique.
  Téléphone : 04 93 73 55 07

- **Biovimer**
  Thalasso-santé, nouvelle maman, homme moderne, minceur et tonus, anti-cellulite, détente et relaxation anti stress, thalasso-massage, dos en forme, thalasso-beauté, jambes, massages shiatsu et californien, esthétique.
  Téléphone : 04 93 22 71 71

- **Thermes marins de Monte-Carlo**
  Cure tonic, bien-être et beauté, stress-control, objectif ligne, pro-forme, vein-tonic, stop-cellulite, shiatsu, fasciathérapie, sophrologie, massages énergisants aux H.E, californien, réflexologie plantaire, esthétique.
  Téléphone : 00 377 92 16 40 40

- **Thalassa Porticcio**
  Remise en forme, minceur marine, esthétique marine, jambes toniques, masculin tonic, les thermes romains sur 3 ou 6 jours, tous les massages, esthétique.
  Téléphone : 04 95 29 40 40

NOTE : De nombreux centres sont présents dans toute l'Europe, mais il dépasse le cadre de ce livre de communiquer toutes les adresses.

Pour se renseigner précisément sur la thalassothérapie, visitez le Salon Thermalie-Aqua-Expo qui a lieu chaque année à Paris en Janvier.

Pour en savoir plus consultez :
– *La thalasso en France et dans le monde*, Ellébore éditions.
– *La Vie Naturelle* H.S 47.

INDEX

TABLE DES MATIÈRES

POUR EN SAVOIR PLUS

Si ce livre n'a pas totalement répondu aux questions que vous vous posez sur la mer et la santé,

Si vous souhaitez des conseils personnalisés ou entretiens individuels,

Si vous avez vécu des expériences personnelles avec les “produits” de la mer,

Si vous souhaitez participer à une cure de thalassothérapie englobant des conférences sur la santé et la mer,

Si vous souhaitez une animation de haut niveau pour votre centre de thalassothérapie,

Contactez directement l'auteur

Jean-Claude SECONDÉ
3 rue d'Artois - 75008 PARIS
Téléphone : 01 42 25 44 65 - Fax. : 01 64 21 33 72
Courriel : seconde.jc@wanadoo.fr

Mise en page et Impression
Imprimerie Moderne de Bayeux
ZI, 7, rue de la Résistance, 14400 BAYEUX
Dépôt légal : n° 19279 - Mars 2006